Hitesh Desarda
Subodh Gaikwad

LASER

Hitesh Desarda
Subodh Gaikwad

LASER

Aplicação em Periodontia e Implantes

ScienciaScripts

Imprint

Cover image: www.ingimage.com

This book is a translation from the original published under ISBN 978-620-8-41842-7.

Publisher:
Sciencia Scripts
is a trademark of
Dodo Books Indian Ocean Ltd. and OmniScriptum S.R.L publishing group

120 High Road, East Finchley, London, N2 9ED, United Kingdom
Str. Armeneasca 28/1, office 1, Chisinau MD-2012, Republic of Moldova, Europe
Managing Directors: Ieva Konstantinova, Victoria Ursu
info@omniscriptum.com

Printed at: see last page
ISBN: 978-620-8-61728-8

Conteúdo

Em Memórias
de
da minha mãe e do meu pai

Prefácio

Este livro fornece uma exploração aprofundada da utilização da tecnologia laser em periodontologia e implantologia, centrando-se nos seus princípios científicos, aplicações clínicas e considerações de segurança. Começa com uma visão geral abrangente da **Física dos Lasers**, lançando as bases para a compreensão do funcionamento dos lasers, incluindo as suas propriedades electromagnéticas, interação com os tecidos e mecanismos de fornecimento de energia.

A segunda secção, **Tipos de lasers**, aprofunda os vários sistemas de laser utilizados em aplicações dentárias, tais como lasers de díodo, lasers de Nd:YAG, lasers de Er:YAG e lasers de CO2, explicando as suas caraterísticas únicas e indicações em procedimentos periodontais e de implantes. Cada tipo de laser é examinado quanto ao seu comprimento de onda, penetração nos tecidos e vantagens específicas na prática clínica.

Aplicação de Lasers em Periodontia descreve como os lasers revolucionaram o tratamento periodontal. Esta secção destaca a sua utilização na terapia periodontal não cirúrgica, contorno gengival, desbridamento radicular, redução bacteriana e gestão de tecidos moles. É realçado o papel dos lasers no aumento da precisão, na redução dos tempos de tratamento e na minimização do desconforto para os doentes.

A secção seguinte, **Cicatrização após cirurgia com laser**, aborda os efeitos biológicos da terapia com laser nos tecidos, incluindo a promoção de uma cicatrização mais rápida, redução da inflamação e dor pós-operatória mínima. São apresentadas provas clínicas de resultados regenerativos melhorados, demonstrando os benefícios terapêuticos dos lasers na promoção de uma melhor recuperação dos doentes em comparação com os métodos tradicionais.

Laser Hazards and Precautionary Measures (Perigos do laser e medidas de precaução) aborda os potenciais riscos associados à utilização do laser, tais como danos térmicos nos tecidos e lesões oculares. Também fornece um guia detalhado sobre os protocolos de segurança necessários, incluindo óculos de proteção, definições adequadas do laser e salvaguardas ambientais para garantir a utilização segura e eficaz dos lasers na prática clínica.

Na secção **de Discussão** final, são consideradas as implicações mais amplas da integração da tecnologia laser na periodontia e implantologia. O livro examina criticamente a investigação atual, os avanços tecnológicos e as perspectivas futuras das aplicações laser, oferecendo uma perspetiva equilibrada sobre os benefícios e as limitações da utilização do laser nos cuidados dentários modernos.

Este livro constitui um guia completo para profissionais de medicina dentária, combinando rigor científico com conhecimentos clínicos para promover uma compreensão mais profunda do papel dos lasers na melhoria dos resultados dos doentes em periodontia e implantologia.

INTRODUÇÃO

Laser é um acrónimo de *"Light Amplification of Stimulated Emission of Radiation" (Amplificação da Luz por Emissão* ***Estimulada*** *de Radiação).*

Com base na teoria da emissão espontânea e estimulada de radiação de *Albert Einstein*, *Theodore Maiman*, um cientista da Hughes Aircraft Corporation, desenvolveu o primeiro protótipo de laser em 1960.[1] *O* dispositivo *de Maiman* utilizava um cristal de rubi que emitia uma luz radiante coerente a partir do cristal quando estimulado por energia. Assim, foi criado o laser I[st] (de rubi). Pouco tempo depois, em 1961, *Snitzer*[2] publicou o protótipo do laser de neodímio dopado com: Ítrio Alumínio Garnet (Nd:YAG). A primeira aplicação de um laser em tecidos dentários foi relatada por *Goldman et al.*[3] e *Stern* e *Sognnaes*[4] em 1964, cada artigo descrevendo os efeitos do laser de rubi no esmalte e na dentina. No entanto, a atual relação da medicina dentária com o laser tem origem num artigo publicado em 1985 por *Myers e Myers*[5] que descrevia a remoção in vivo de cáries dentárias utilizando um laser oftálmico Nd:YAG modificado.[4] Quatro anos mais tarde, foi sugerido que o laser Nd:YAG poderia ser utilizado para cirurgias dos tecidos moles orais,[6] o que acabou por conduzir à atual relação entre os lasers e a periodontia clínica.[7-10]

Inicialmente introduzido como uma alternativa à tradicional luz de halogéneo, o laser tornou-se agora o instrumento de eleição, em muitas aplicações, tanto para cuidados periodontais como de restauração.

Há uma década, a terapia laser era uma novidade absoluta na medicina dentária, um pouco futurista, promissora, mas ainda controversa. Atualmente, é um procedimento dentário padrão com indicações e contra-indicações claramente definidas (determinadas), que perdeu o rótulo de procedimento médico experimental. Alguns países aceitaram esta modalidade como procedimento de rotina (Japão desde 1987, Noruega desde 2001 e EUA desde 2002) e incluíram-na na sua legislação. Nos Países Baixos, cerca de 10%, e na Hungria, mais de 30% dos dentistas utilizam a terapia laser nos seus consultórios dentários. As razões para esta expansão não são apenas amplas experiências clínicas positivas, mas muito mais alterações objectivas cientificamente verificadas causadas pelo laser no equilíbrio dos tecidos e, acima de tudo, a compreensão dos mecanismos da terapia laser. [10]

Tradicionalmente, os lasers têm sido classificados de acordo com a construção física do laser (por exemplo, gás, líquido, estado sólido ou díodo semicondutor), o tipo de meio que sofre a ação do laser [por exemplo, Erbium: Yttrium Aluminium Garnet (Er:YAG)] e o grau de perigo para a pele ou para os olhos em caso de exposição inadvertida.[10]

Atualmente, estão disponíveis vários sistemas laser para utilização dentária. O laser Er:YAG tem potencial para substituir a broca em situações selecionadas; o laser de dióxido de carbono (CO_2) é uma ferramenta valiosa na cirurgia oral; o laser de árgon é utilizado em pequenas cirurgias e na cura de compósitos; o Nd:YAG é utilizado no desbridamento de bolsas, retração de tecidos e muito mais. Isto só para mencionar algumas das possibilidades do laser dentário.

O laser Nd:YAG, o laser CO_2 e os lasers de díodo semicondutor já foram aprovados pela Food and Drug Administration dos Estados Unidos para o tratamento de tecidos moles na cavidade oral.[10]

O laser de Er:YAG foi aprovado em 1997 para o tratamento de tecidos duros em medicina dentária e estudos e desenvolvimentos recentes relataram muitos resultados positivos. A popularidade crescente da família de lasers de érbio, com a sua capacidade de ablação de tecidos duros, aumentou o potencial da sua utilização para osteotomia e descontaminação de corpos de implantes infectados e doentes. Isto sugere que o sistema laser Er:YAG é um aparelho promissor, que poderá revolucionar e melhorar a prática clínica dentária, em particular o tratamento periodontal.[11]

Na última década assistiu-se a uma verdadeira explosão de investigação sobre as aplicações clínicas dos lasers na prática dentária e ao aparecimento paralelo de organizações para apoiar a medicina dentária a laser com um enfoque internacional. Outrora considerada como uma tecnologia complexa com utilizações limitadas na medicina dentária clínica, existe uma consciência crescente da utilidade dos lasers no arsenal da prática dentária moderna, onde podem ser utilizados como um complemento ou alternativa às abordagens tradicionais.

Antigamente, os lasers dentários ofereciam aplicações limitadas em tecidos moles a um grupo muito pequeno de profissionais pioneiros. Atualmente, o laser dentário oferece ao médico de clínica geral e ao especialista uma série de aplicações que já fazem parte integrante da prática diária - polimerização de compósitos, curetagem gengival e preparação de cavidades, para citar apenas algumas. Embora a percentagem de dentistas que utilizam regularmente lasers continue a ser pequena, está a crescer lenta e firmemente.

As duas preocupações mais frequentemente mencionadas pelos dentistas que estão a considerar a compra de um laser têm sido o custo e a utilidade limitada. Mas com a descida dos preços e a capacidade de ser utilizado tanto em tecidos duros como moles, muitas vezes sem necessidade de anestesia, o futuro parece promissor para os lasers na medicina dentária.

CAPÍTULO 1

FÍSICA DE LASER

A palavra LASER é um acrónimo de Light Amplification by Stimulated Emission of Radiation (Amplificação da Luz por Emissão Estimulada de Radiação). O estudo de cada uma destas palavras oferece uma compreensão dos princípios básicos do funcionamento de um laser.

A luz é uma forma de energia electromagnética que se comporta como uma partícula e uma onda. A unidade básica desta energia é designada por fotão. A luz laser e a luz normal são significativamente diferentes. A luz comum produzida por um candeeiro de mesa, por exemplo, é normalmente um brilho branco difuso, embora seja a soma das muitas cores do espetro visível - violeta, azul, verde, amarelo, laranja e vermelho. A luz laser tem uma cor específica, uma propriedade chamada monocromática; em aplicações dentárias, essa cor pode ser visível ou invisível. A luz laser possui três caraterísticas adicionais: colimação, coerência e eficiência. (Fig. 1)

Colimado: A luz de um laser é "focada" para que não se espalhe.

Coerente: Num feixe coerente, as ondas de luz somam-se de forma a serem muito potentes. Não se anulam em lado nenhum.

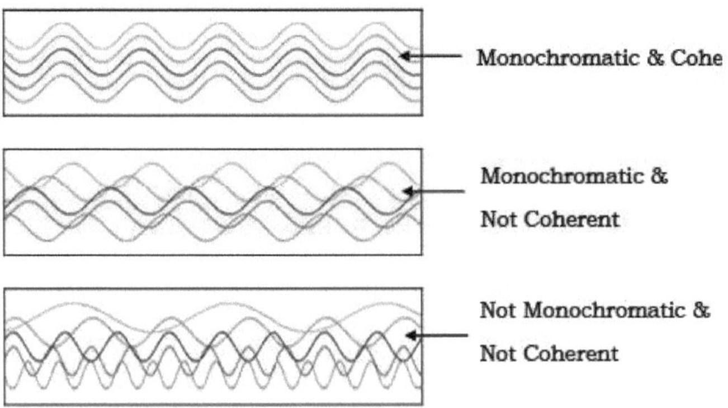

Fig 1. Characteristics of Light

Monocromático e
Monocromático e não coerente
Não monocromático e não coerente

Fig. 1. Caraterísticas da luz

O termo ***"emissão estimulada"*** tem a sua base na teoria quântica da física, introduzida em 1900 pelo físico alemão *Max Planck*[72] e posteriormente conceptualizada como estando relacionada com a arquitetura atómica por *Niels Bohr*[74], um físico dinamarquês. Um quantum, a mais pequena unidade de energia, é absorvido pelos electrões de um átomo ou molécula, causando uma breve excitação; em seguida, é libertado um quantum, um processo designado

por *emissão espontânea*[73]. Esta emissão quântica, também designada por fotão, pode ter vários comprimentos de onda, uma vez que existem várias órbitas electrónicas com diferentes níveis de energia num átomo.
Albert Einstein[75] teorizou que um quantum adicional de energia viajando no campo do átomo excitado que tem o mesmo nível de energia de excitação resultaria na libertação de dois quanta, um fenómeno que ele chamou de *emissão estimulada*. Este processo ocorreria imediatamente antes de o átomo poder sofrer emissão espontânea. A energia é emitida, ou irradiada, como dois fotões idênticos, viajando como uma onda coerente. Estes fotões são capazes de energizar mais átomos, que por sua vez emitem outros fotões idênticos, estimulando mais átomos circundantes. Se as condições forem adequadas, ocorre uma inversão da população, o que significa que a maioria dos átomos do meio ativo se encontra no estado elevado e não no estado de repouso. Para manter esta excitação, é necessário um fornecimento constante de energia, designado por mecanismo de bombagem. Os espelhos em cada extremidade do meio ativo reflectem estes fotões para trás e para a frente para permitir mais emissão estimulada, e as passagens sucessivas através do meio ativo aumentam a potência do feixe de fotões: Este é o processo de ***amplificação***.
O processo gera algum calor e a cavidade ótica tem de ser arrefecida. O paralelismo dos espelhos assegura a colimação da luz. Um dos espelhos é seletivamente transmissivo, permitindo que a luz com energia suficiente saia da cavidade ótica. (Fig. 2)
O meio ativo contém a população homogénea de átomos ou moléculas que são bombeados para o estado excitado e são estimulados a lase.
Os lasers são designados genericamente pelo material do meio ativo, que pode ser um recipiente de gás, um cristal ou um semicondutor de estado sólido. Existem dois lasers de meio ativo gasoso utilizados em medicina dentária: árgon e CO_2. Os restantes são bolachas semicondutoras de estado sólido feitas com várias camadas de metais como o gálio, o alumínio, o índio e o arsénico ou varetas sólidas de cristal de granada cultivadas com várias combinações de ítrio, alumínio, escândio e gálio e depois dopadas com os elementos crómio, neodímio ou érbio.
A radiação[76] refere-se às ondas de luz produzidas pelo laser como uma forma específica de energia electromagnética. O espetro eletromagnético é o conjunto das ondas de energia que vão desde os raios gama, cujo comprimento de onda é de cerca de 10^{-12} m, até às ondas de rádio, cujo comprimento de onda pode ser de milhares de metros. (Fig. 3)
Os comprimentos de onda muito curtos, inferiores a cerca de 300 nm, são designados por ionizantes. Este termo refere-se ao facto de a radiação de maior

frequência (menor comprimento de onda) ter um grande momento fotónico, medido em electrões-volt por fotão.

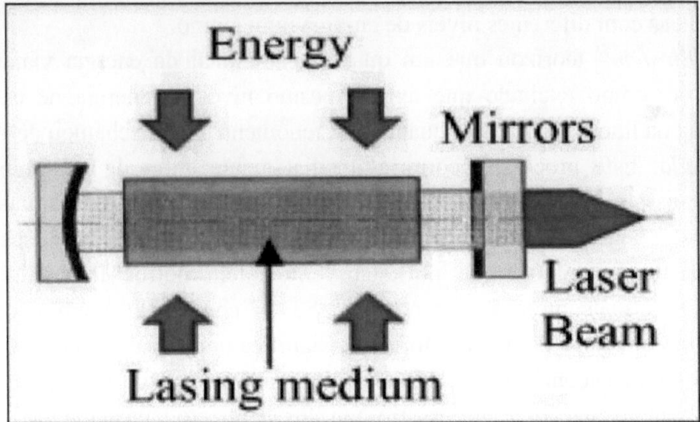

Fig. 2. Princípio do laser

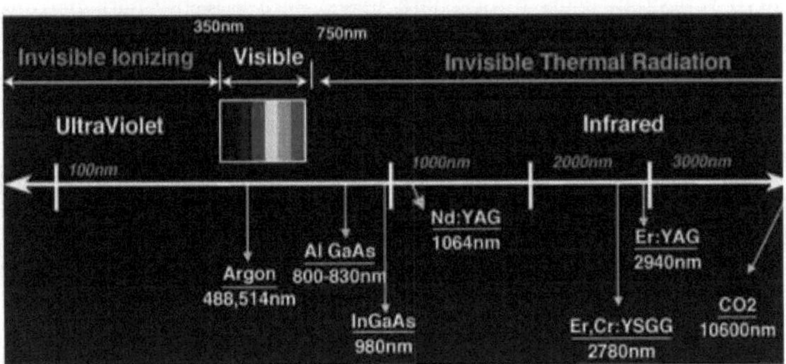

Fig. 3 Espectro eletromagnético

Esta energia fotónica mais elevada pode penetrar profundamente nos tecidos biológicos e produzir átomos e moléculas carregados. Os comprimentos de onda superiores a 300 nm têm menos energia de fotões e causam excitação e aquecimento do tecido com o qual interagem.

Todos os dispositivos de laser dentário disponíveis têm comprimentos de onda de emissão de aproximadamente 0,5 μm (ou 500 nm) a 10,6 μm (ou 10.600 nm). Estão, portanto, dentro da porção visível ou invisível do infravermelho não ionizante do espetro eletromagnético e emitem radiação térmica. (A linha divisória entre a parte ionizante (ou seja, a parte mutagénica do ADN celular do espetro) e a parte não ionizante situa-se na junção da luz ultravioleta e da luz violeta visível).

Em resumo, um laser é constituído por um meio de iluminação contido numa cavidade ótica, com uma fonte de energia externa para manter uma inversão de população, de modo a que possa ocorrer emissão estimulada de um comprimento de onda específico, produzindo um feixe de luz monocromático, colimado e coerente.

Sistemas de aplicação de laser: [76]

O feixe coerente e colimado de luz laser deve ser aplicado no tecido alvo de uma forma ergonómica e precisa. Existem dois sistemas de aplicação:

Um deles é um ***guia de ondas oco flexível*** ou um tubo com um acabamento interior espelhado. A energia laser é reflectida ao longo deste tubo e sai através de uma peça de mão na extremidade cirúrgica, com o feixe a atingir o tecido sem contacto. Uma ponta acessória de safira ou metal oco pode ser ligada à extremidade do guia de ondas para contacto com o local da cirurgia.

O segundo sistema de entrega é um ***cabo de fibra ótica de vidro***. Este cabo pode ser mais flexível do que o guia de ondas, tem uma diminuição correspondente no peso e na resistência ao movimento e é normalmente mais pequeno em diâmetro (alguns lasers para tecidos moles têm fibras ópticas com tamanhos que variam entre 200-600 μm). Embora o componente de vidro esteja envolto numa bainha resiliente, pode ser frágil e não pode ser dobrado num ângulo agudo. A fibra adapta-se confortavelmente a uma peça de mão com a extremidade nua saliente ou, no caso da família de lasers de érbio, com uma ponta de safira ou de quartzo anexada. Este sistema de fibra pode ser utilizado em modo de contacto ou sem contacto. Na maioria das vezes, é utilizado em modo de contacto, tocando diretamente o local da cirurgia.

Os lasers com comprimentos de onda de emissão mais curtos, como os de árgon, de díodo e Nd:YAG, podem ser concebidos com fibras de vidro pequenas e flexíveis. Os dispositivos Er,Cr:YSGG e Er:YAG apresentam desafios para o fabrico de fibras, porque os seus comprimentos de onda são grandes e não se encaixam facilmente nas moléculas cristalinas do vidro condutor. Além disso, são altamente absorvidos pela água, pelo que é necessário um desenho especial e dispendioso da fibra com uma estrutura de teor mínimo de hidroxilo, incorporando ar de arrefecimento periférico e pulverização de água para a peça de mão. O maior comprimento de onda dentário, o CO_2, está para além da janela de transmissão da atual tecnologia de fibra ótica e tem de ser conduzido num tubo oco.

Modos de emissão laser: [76]

O dispositivo de laser dentário pode emitir a energia luminosa em duas modalidades em função do tempo, ligado de forma constante ou ligado e desligado de forma pulsada. Os lasers pulsados podem ainda ser divididos em dois modos distintos em que a energia é fornecida ao tecido alvo. Assim, são descritos três modos de emissão diferentes.

O primeiro é de ***onda contínua***, o que significa que o feixe é emitido apenas a um nível de potência enquanto o operador carregar no pedal de acionamento.

O segundo é designado por ***modo gated-pulse***, o que significa que há alternâncias periódicas da energia do laser, tal como uma luz intermitente. Este modo é conseguido através da abertura e fecho de um obturador mecânico à frente do trajeto do feixe de uma emissão de onda contínua. Todos os dispositivos cirúrgicos que funcionam em onda contínua têm esta caraterística de pulsação fechada.

Uma variação deste tipo de pulsação é o ***modo superpulsado***, que encurta significativamente a largura do pulso para <50 milissegundos. São produzidas potências de pico cerca de 10 vezes superiores às das medições de potência de onda contínua, e a carbonização do tecido pode ser reduzida.

O terceiro modo é designado por ***modo pulsado de funcionamento livre***, por vezes designado por "***verdadeiro pulsado***". Esta emissão é única, na medida em que são emitidos grandes picos de energia de luz laser durante um curto período de tempo, normalmente em microssegundos, seguido de um período de tempo relativamente longo em que o laser está desligado. Por exemplo, um laser pulsado de funcionamento livre com uma duração de impulso de 100 microssegundos e impulsos emitidos a 10 por segundo significa que a energia no local da cirurgia está presente durante 1/1000 de segundo e ausente durante os restantes 99,9% desse segundo. Os dispositivos pulsados de funcionamento livre têm uma lanterna que emite rapidamente o meio ativo. A temporização desta emissão é controlada por computador e não mecanicamente, como num dispositivo de impulsos fechados. Com cada impulso, são geradas potências de pico elevadas de centenas ou milhares de watts. No entanto, como a duração do impulso é curta, a potência média que o tecido experimenta é pequena. Os dispositivos pulsados de funcionamento livre não têm uma onda contínua ou uma saída pulsada fechada.

O princípio importante de qualquer modo de emissão de laser é que a energia da luz atinge o tecido durante um determinado período de tempo, produzindo uma interação térmica[78]. Se o laser estiver num modo pulsado, o tecido alvo tem tempo para arrefecer antes de ser emitido o próximo impulso de energia laser. No modo de onda contínua, o operador deve cessar manualmente a emissão do laser para que possa ocorrer o relaxamento térmico do tecido.

Energia laser e temperatura do tecido:[76]

O principal efeito da energia laser é fototérmico[78] (ou seja, a conversão da energia luminosa em calor). Este efeito térmico da energia laser no tecido depende do grau de aumento da temperatura e da correspondente reação da água intersticial e intracelular. A taxa de aumento da temperatura desempenha um papel importante neste efeito e depende de vários factores, como o arrefecimento do local da cirurgia e a capacidade do tecido circundante para dissipar o calor. Os vários parâmetros do laser utilizados no procedimento também são importantes, como o modo de emissão, a densidade de potência e o tempo de exposição.

Temperatura do tecido (oC)	Efeitos observados
35-50	Hipertermia
60-70	Coagulação, desnaturação de proteínas
70-80	Soldadura
100-150	Vaporização, ablação
>200	Carbonização

Interação Laser-Tecido: (Fig. 4)

A luz laser pode ter quatro interações diferentes com o tecido alvo, dependendo das propriedades ópticas desse tecido. As estruturas dentárias têm uma composição complexa, e estes quatro fenómenos ocorrem em conjunto, com algum grau de intensidade, uns em relação aos outros.

A primeira e mais desejada interação é a ***absorção*** da energia do laser pelo tecido pretendido. A quantidade de energia que é absorvida pelo tecido depende das caraterísticas do tecido, como a pigmentação e o teor de água, e do comprimento de onda do laser e do modo de emissão.

As estruturas dentárias têm diferentes quantidades de conteúdo de água por peso. Uma classificação do mais baixo para o mais alto mostraria o esmalte (com 2% a 3%), a dentina, o osso, o cálculo, a cárie e os tecidos moles (com cerca de 70%). A hidroxiapatite é o principal componente cristalino dos tecidos duros dentários e tem uma vasta gama de absorção, dependendo do comprimento de onda.

Em geral, os comprimentos de onda mais curtos (de cerca de 500-1000 nm) são facilmente absorvidos pelos tecidos pigmentados e pelos elementos sanguíneos (árgon, díodo e Nd:YAG). Os comprimentos de onda mais longos são mais interactivos com a água e a hidroxiapatite (Er:YAG logo abaixo de 3000 nm e CO_2 a 10600 nm).

O segundo efeito é a ***transmissão*** da energia laser diretamente através do tecido, sem qualquer efeito no tecido alvo, o inverso da absorção. Este efeito é altamente dependente do comprimento de onda da luz laser. A água, por exemplo, é relativamente transparente aos comprimentos de onda mais curtos, como o árgon, o díodo e o Nd:YAG, ao passo que os fluidos tecidulares absorvem facilmente a família do érbio e o CO_2 na superfície exterior, pelo que a energia transmitida aos tecidos adjacentes é reduzida. Em geral, a família do érbio
actua principalmente na superfície, com uma profundidade de absorção de aproximadamente 0,01 mm, enquanto os díodos de 800 nm são transmitidos através do tecido a profundidades até 100 mm.

O terceiro efeito é a ***reflexão***, que consiste no facto de o feixe se redirecionar para fora da superfície, não tendo qualquer efeito no tecido alvo. Um dispositivo laser de deteção de cáries utiliza a luz reflectida para medir o grau de estrutura sólida do dente. O feixe de laser torna-se geralmente mais divergente à medida que a distância da peça de mão aumenta. No entanto, o feixe de alguns lasers pode ter uma energia adequada a distâncias superiores a 3 m. Esta reflexão pode ser perigosa porque a energia é direcionada para um alvo não intencional, como os olhos; esta é uma das principais preocupações de segurança no funcionamento do laser.

O quarto efeito é a ***dispersão*** da luz laser, que enfraquece a energia pretendida e pode não produzir qualquer efeito biológico útil. A dispersão do feixe de laser pode provocar a transferência de calor para o tecido adjacente ao local da cirurgia, podendo ocorrer danos indesejáveis. No entanto, um feixe deflectido em diferentes direcções é útil para facilitar a cura da resina composta ou para cobrir uma área ampla.

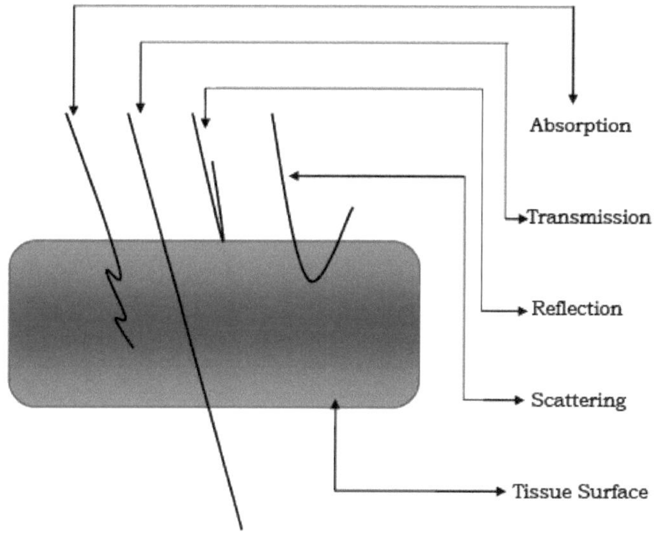

Absorção
Transmissão
Reflexão
Dispersão
Superfície do tecido
Fig. 4. Interação do laser com os tecidos

CAPÍTULO 2

TIPOS DE LASERS

Tipos de lasers na terapia periodontal

- Laser de dióxido de carbono (CO_2)
- Laser de neodímio: granada de ítrio e alumínio (Nd:YAG)
- Laser de árgon (Ar)
- Excimer laser
- Laser de hólmio: granada de ítrio e alumínio (Ho:YAG)
- Família do érbio:
- Laser de érbio: Granada de ítrio e alumínio (Er:YAG)
- Laser de crómio de érbio: granada de selénio e gálio de ítrio (Er,Cr:YSGG)
- Lasers de díodo:
  - Fosforeto de arsenieto de índio e gálio (InGaAsP);
  - Arsenieto de Gálio-Alumínio (GaAlAs);
  - Arsenieto de gálio (GaAs)

LASERS DE CO_2 76, 77

O laser de CO_2 é um laser de meio ativo gasoso que incorpora um tubo selado contendo uma mistura gasosa com moléculas de CO_2 bombeadas através de uma corrente de descarga eléctrica. A energia luminosa, cujo comprimento de onda é de 10 600 nm, situa-se na extremidade da porção invisível não ionizante do infravermelho médio do espetro e é emitida através de um guia de ondas tipo tubo oco em modo contínuo ou pulsado (Fig. 5).

Este comprimento de onda é bem absorvido pela água, perdendo apenas para a família do érbio. Pode cortar e coagular facilmente os tecidos moles e tem uma profundidade de penetração reduzida nos tecidos, o que é importante no tratamento de lesões das mucosas, por exemplo. Além disso, é útil na vaporização de tecidos fibrosos densos. A interação com os tecidos é rápida.

O laser de CO_2 não pode ser fornecido numa fibra ótica convencional. Os produtos norte-americanos utilizam um guia de ondas oco com uma peça de mão e pontas acessórias. A energia do laser é conduzida através do guia de ondas e é focada no local da cirurgia sem contacto. A perda da sensação tátil pode representar uma desvantagem para o cirurgião, mas a ablação do tecido pode ser precisa com uma técnica cuidadosa. As lesões de grandes dimensões podem ser tratadas com um simples movimento para a frente e para trás; o procedimento decorre rapidamente porque não é necessário tocar no tecido. O modo sem contacto tem assim uma vantagem no tratamento de estruturas orais móveis, como a língua e o pavimento da boca. Após a conclusão da cirurgia, muitos médicos utilizam um feixe desfocado para colocar uma ligadura biológica chamada escara na superfície da ferida.

Este comprimento de onda tem a absorção mais elevada de todos os lasers dentários na hidroxiapatite, cerca de 1000 vezes superior à do érbio. Por conseguinte, a estrutura dentária adjacente a um local cirúrgico de tecidos moles tem de ser protegida do feixe de laser incidente; normalmente, um instrumento metálico colocado no sulco proporciona essa proteção. A emissão de onda contínua e a tecnologia do sistema de entrega dos

dispositivos de CO_2 limitam as aplicações em tecidos duros, porque pode ocorrer carbonização e fissuração da estrutura dentária devido à longa duração do impulso e às baixas potências de pico. No entanto, a investigação em curso que utiliza dispositivos experimentais com impulsos extremamente curtos mostra resultados favoráveis para a modificação da superfície e o reforço do esmalte dentário para aumentar a resistência à cárie.
Este é o laser de gás mais importante e a escolha do laser cirúrgico, que algumas pessoas até chamam de "cautério ótico".
Devido ao seu comprimento de onda infravermelho, a radiação é travada pelo vidro e, ao contrário do Ar e do Nd:YAG, não pode ser transportada por uma fibra ótica com núcleo de sílica. As fibras de tálio são tóxicas e as fibras de cloreto de prata não são suficientemente finas. Este é o ponto fraco do laser de CO_2 e é por isso que só é utilizado em cirurgia aberta. Os lasers de CO_2 actuais são de 3 tipos:

- O laser CO_2 com braço articulado:
- O laser de CO_2 com guia de ondas:
- O laser de CO_2 com guia de ondas selado:

VANTAGENS:

J Melhoria das condições de funcionamento

- Incisão ou ablação rápida (foto-vaporização evaporativa do tecido).
- Danos mínimos nos tecidos normais adjacentes à área de tratamento
- Preservação de margens histologicamente legíveis
- Boa hemostase intra-operatória
- Ação esterilizante do feixe no seu ponto de aplicação no tecido
- Não há necessidade de uma "preparação" elaborada do campo operatório
- A técnica "sem contacto" permite a cirurgia em locais de difícil acesso

J Melhoria dos benefícios para os doentes

- Inchaço pós-operatório mínimo
- Taxas de infeção muito baixas
- Formação mínima de cicatrizes
- O tecido cicatrizado é flexível e mantém a capacidade de cicatrização normal se for necessária uma nova cirurgia.
- A cicatrização é mais rápida do que com outros instrumentos térmicos (diatermia, crioprobe)
- É necessário um manuseamento mínimo dos tecidos

DESVANTAGENS:

- Perda da sensação tátil com a qual o cirurgião está mais familiarizado e confortável
- Requisitos de segurança adicionais para utilização no bloco operatório
- Necessidade de pessoal de segurança para o laser no bloco operatório
- É necessária uma atenção específica para evitar o contacto com o tubo endotraqueal
- Possível fonte de lesões inesperadas para o doente, o pessoal ou o cirurgião

- Formação específica em laser e credenciais exigidas aos cirurgiões
- Custo elevado do equipamento

UTILIZAÇÕES:

- Cirurgias de tecidos moles
- Cirurgias periodontais regenerativas
- **ImplantologiaMarcas disponíveis**

LASER DE CO2 FRACCIONADO

STL-101

Brands available

FRACTIONAL CO2 LASER

STL-101

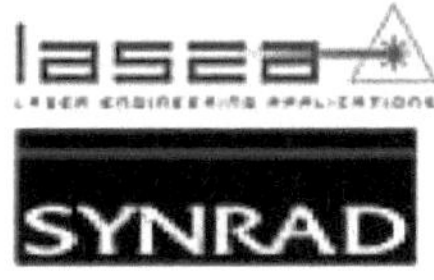

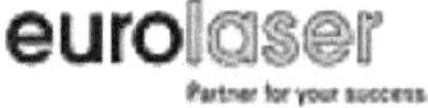

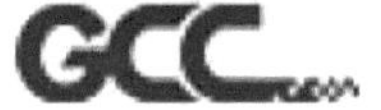

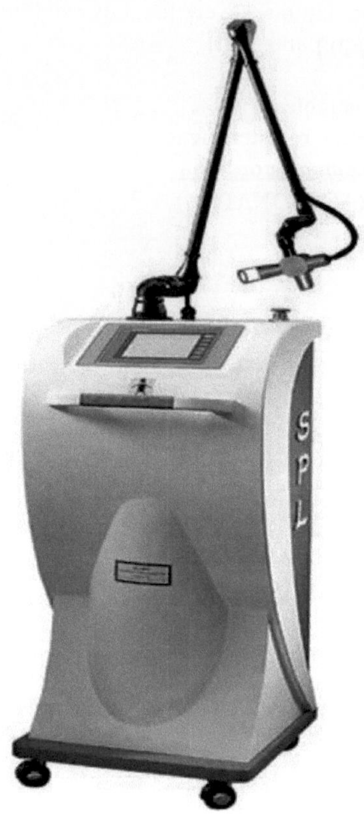

Fig. 5. Laser CO2

(Sistema de laser fracionado JZ-2A Co2, Guo Xiong Photoelectric Technology Co.,Ltd)

LASER de Nd:YAG [76, 77]

O Nd:YAG tem um meio ativo sólido, que é um cristal de granada combinado com elementos de terras raras, ítrio e alumínio, dopado com iões de neodímio. Este meio ativo é muito diferente da pastilha semicondutora do laser de díodo, e o mecanismo de bombagem é uma lâmpada de flash. Os modelos dentários disponíveis têm um comprimento de onda de emissão de 1064 nm, que se situa na parte invisível do infravermelho próximo do espetro eletromagnético. Estes instrumentos funcionam apenas em modo pulsado de funcionamento livre (já não se fabrica um modelo de onda contínua para o mercado dentário), com durações de impulsos curtas, na ordem das centenas de microssegundos, e dispõem de pequenas fibras ópticas flexíveis nuas que podem entrar em contacto com os tecidos. (Fig. 6)

A energia do laser Nd:YAG é ligeiramente absorvida pelos tecidos duros dentários, mas há pouca interação com a estrutura sólida do dente, permitindo que a cirurgia dos tecidos moles adjacentes ao dente seja segura e precisa. A fibra ótica de Nd:YAG tem de ser clivada e limpa; caso contrário, a luz laser perderá rapidamente a sua eficácia . Quando utilizado em modo sem contacto e desfocado, este comprimento de onda pode penetrar vários milímetros, o que pode ser utilizado em procedimentos como a hemostase, o tratamento de úlceras aftosas ou a analgesia pulpar.

UTILIZAÇÕES:

- Gengivectomia.
- Frenectomia
- Operculectomia.
- Tecido hiperplásico sob dentaduras.
- Alongamento da coroa em que não é necessária uma redução óssea.
- Remoção de tecido de granulação pós-operatório durante a cirurgia de retalho.
- Excisão ou destruição de lesões como leucoplasias, fibromas.

VANTAGENS:

- As gengivectomias são facilmente efectuadas.
- Excelente hemostase e ressalto mínimo de tecido.
- Quando utilizado corretamente, o laser pulsado não provoca danos térmicos profundos.
- Menor desconforto pós-operatório.
- A quantidade de anestesia necessária é mínima.

DESVANTAGENS:

- As feridas cicatrizam mais lentamente do que as feridas induzidas por bisturi convencional.
- Existe o risco de danos irreversíveis no osso e alterações na superfície da raiz que incluem crateras, carbonização e derretimento.
- Por isso, restringe-se apenas a cirurgias de tecidos moles.

Marcas disponíveis

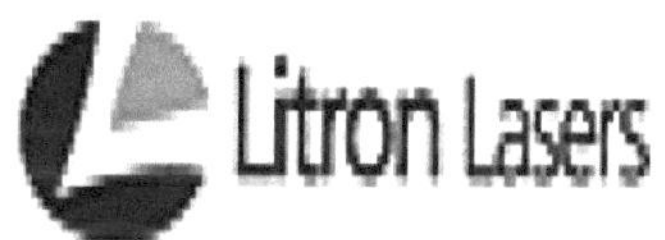

LASER ND-YAG DE IMPULSOS LONGOS
LASER ND-YAG PULSADO COMPACTO

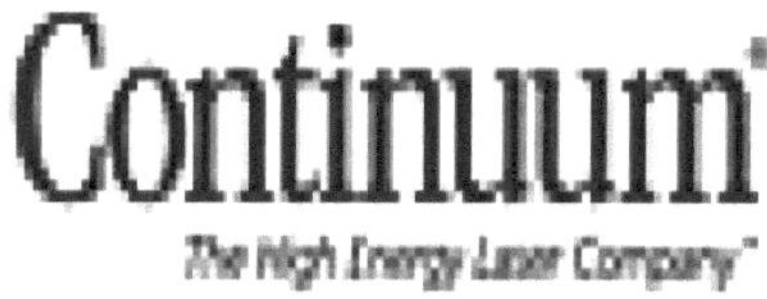

LASER ND-YAG PULSADO

LASER by THALES

LASER Nd-YAG PULSADO EM ESTADO SÓLIDO

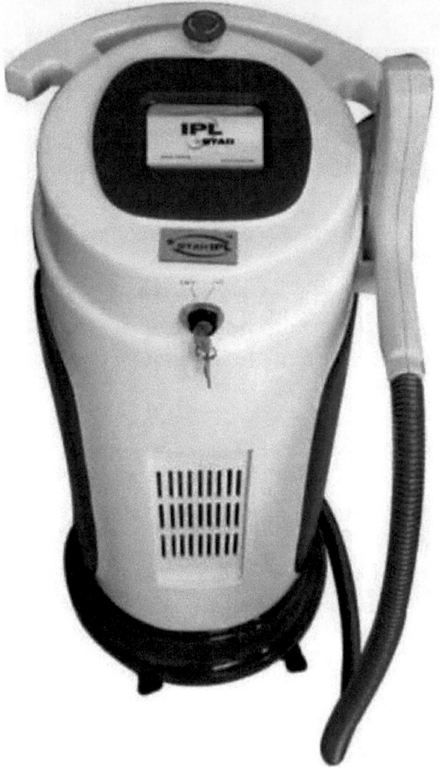

Fig. 6. Laser Nd Yag

(Sistema laser Nd yag, Beijing Starlight Science & Technology Development Co., Ltd)

LASER DE ÁRGON [76, 77]

O Argon é um laser com um meio ativo de gás árgon que é energizado por uma descarga eléctrica de alta corrente. É fornecido por fibra ótica nos modos de onda contínua e pulsado e é o único dispositivo laser cirúrgico disponível cuja luz é irradiada no espetro visível. Existem dois comprimentos de onda de emissão utilizados em medicina dentária: 488 nm, que é azul, e 514 nm, que é verde-azulado. A emissão de 488 nm é o comprimento de onda necessário para ativar a canforoquinona, o fotoiniciador mais utilizado que provoca a polimerização da resina nos materiais de restauração compostos. A divergência do feixe desta luz azul, quando utilizada num modo sem contacto, produz uma quantidade excessiva de fotões, fornecendo energia de cura. Alguns estudos demonstram algum aumento na resistência da resina fotopolimerizada com laser, quando comparada com a resina fotopolimerizada com luz azul filtrada comum[79]; além disso, o tempo de polimerização é significativamente menor do que o tempo de exposição recomendado para as unidades convencionais. O laser de árgon também pode ser utilizado com outros materiais de laboratório e de consultório, tais como géis de branqueamento activados por luz e materiais de impressão. O comprimento de onda de 514 nm tem o seu pico de absorção nos tecidos que contêm hemoglobina, hemossiderina e melanina; assim, tem excelentes capacidades hemostáticas. A fibra de vidro flexível de pequeno diâmetro é normalmente utilizada em contacto com o tecido alvo da cirurgia. Esta fibra é de fácil manutenção e esterilização. A extremidade deve ter uma borda bem definida, chamada de clivagem, que deve ser inspecionada e re-cravada durante o procedimento. Os subprodutos cirúrgicos que se acumulam na fibra devem ser limpos, uma vez que esses detritos absorvem a energia do laser e afectam a eficiência. A doença periodontal inflamatória aguda e as lesões altamente vascularizadas, como um hemangioma, são ideais para o tratamento com o laser de árgon[80]. Nenhum dos comprimentos de onda é bem absorvido nos tecidos duros dentários ou na água. A fraca absorção no esmalte e na dentina é vantajosa quando se utiliza este laser para cortar e esculpir os tecidos gengivais, porque há uma interação mínima e, portanto, não há danos na superfície do dente durante esses procedimentos. Ambos os comprimentos de onda podem ser utilizados como auxiliares na deteção de cáries. Quando a luz do laser de árgon ilumina o dente, a área doente e cariada aparece com uma cor laranja-avermelhada escura e é facilmente discernível das estruturas saudáveis circundantes[81]. (Fig. 7)

UTILIZAÇÕES:

- Diagnóstico de cáries
- Gengivectomia/plastia
- Alongamento da coroa
- Cura de resinas compostas
- Prevenção de cáries

Marcas disponíveis

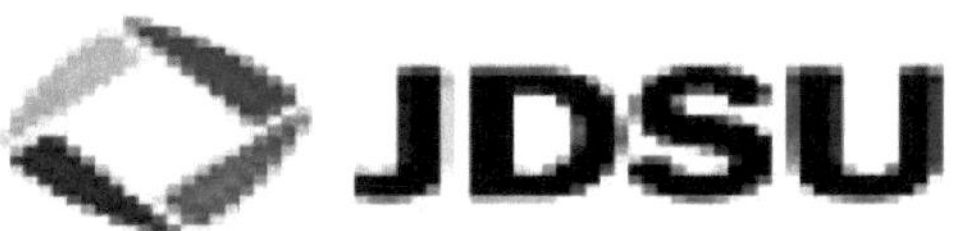

LASER DE ÁRGON ARREFECIDO A AR

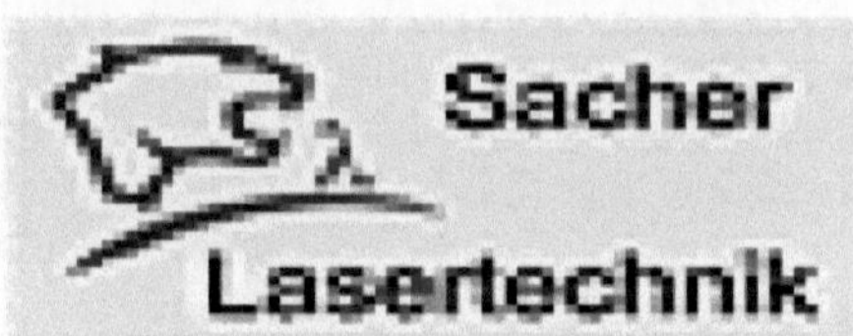

LASER ARGÃO

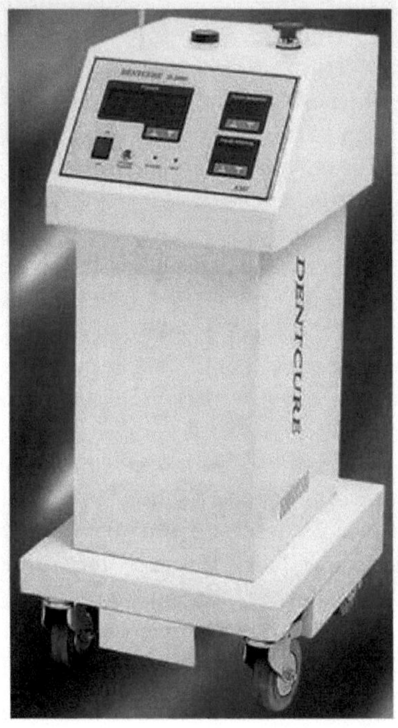

Fig. 7. Laser de árgon

[Laser de árgon dentário (DentCure), Korea Medical Industry Co., Ltd.]

FAMÍLIA DO ÉRBIO 76, 77

Existem dois comprimentos de onda distintos que utilizam o érbio, e estes dois lasers são discutidos em conjunto devido às suas propriedades semelhantes. Érbio, crómio: YSGG (2780 nm) tem como meio ativo um cristal sólido de granada de ítrio, escândio e gálio dopado com érbio e crómio. Er:YAG (2940 nm) tem como meio ativo um cristal sólido de granada de ítrio-alumínio dopado com érbio. Ambos os comprimentos de onda estão situados no início do infravermelho médio, invisível e não ionizante do espetro. (Fig. 8)

Os sistemas de entrega dos instrumentos Er:YAG são um guia de ondas oco ou um feixe de fibra ótica, enquanto que o Er,Cr:YSGG utiliza apenas fibra

ótica. Ambos os comprimentos de onda são emitidos num modo pulsado de funcionamento livre. O desafio técnico na construção de um sistema de fibra ótica resulta do facto de o comprimento de onda não poder ser facilmente transmitido ao longo das moléculas de vidro, pelo que o feixe de fibra ótica é dispendioso e pode ser frágil e menos flexível do que os de árgon, díodo ou Nd:YAG. O diâmetro da fibra é também muito maior e requer um refrigerante de ar para um funcionamento correto. Na extremidade de qualquer um dos sistemas de distribuição, uma peça de mão e uma ponta de vidro de pequeno diâmetro concentram a energia do laser num tamanho cirúrgico conveniente, aproximadamente 0,5 µm. São fornecidos jactos de ar e água adicionais para os procedimentos dentários. Estes dois comprimentos de onda têm a maior absorção na água de qualquer comprimento de onda dentário e têm uma elevada afinidade para a hidroxiapatite[82-85]. A energia do laser liga-se ao radical hidroxilo no cristal de apatite e à água que está ligada às estruturas cristalinas do dente. A vaporização da água no interior do substrato mineral provoca uma expansão maciça do volume, e esta expansão faz com que o material circundante expluda literalmente[86].
O modo de pulso livre fornece a potência de pico para facilitar a expansão explosiva, e estudos laboratoriais indicam que a temperatura pulpar do dente tratado pode diminuir em até 5°C durante o tratamento com laser[87]. A remoção de cáries e o preparo do dente são facilmente realizados[88]. Além disso, a estrutura dentária sã pode ser melhor preservada quando o material cariado está a ser ablacionado[89]; o aumento do conteúdo de água na cárie dentária permite que o laser interaja preferencialmente com esse tecido doente[90-91]. A superfície saudável do esmalte pode ser modificada para aumentar a adesão do material restaurador, expondo-a à energia do laser[92].
A indicação atual para a utilização destes lasers determina que não podem ser utilizados para a remoção de amálgama ou outro metal. No entanto, a não interação com o metal precioso e a porcelana fundida permite ao profissional remover cáries em redor destas restaurações sem qualquer dano.
A progressão natural da tecnologia leva à expansão das técnicas cirúrgicas ósseas e dos procedimentos endodônticos, e a família de instrumentos de érbio fornece as caraterísticas de interação dos tecidos para realizar uma terapia eficaz dos canais radiculares e a remoção de osso. Para a endodontia, a remoção do tecido pulpar e da dentina é facilmente efectuada com estes comprimentos de onda[93]. No entanto, existem três desafios. Um deles é manter o jato de água durante a ablação de tecidos duros, de modo a evitar que a temperatura do tecido alvo e das estruturas circundantes seja elevada. O segundo é a conceção de uma fibra flexível e durável para conduzir a energia do laser. A terceira é mais problemática. A maior parte das pontas são de corte final, e a modelação do espaço do canal requer um acessório de corte lateral, que está atualmente a ser desenvolvido. A remoção óssea ocorre facilmente devido à afinidade deste comprimento de onda com a composição do tecido ósseo[94-95]. No entanto, a acessibilidade à área

cirúrgica pode ser limitada com o sistema de distribuição existente, e a técnica clínica deve evitar o sobreaquecimento do tecido. Além disso, o volume e a pressão do spray de ar devem ser monitorizados para evitar a possibilidade de enfisema cirúrgico. Ambos os lasers podem ablacionar facilmente os tecidos moles devido ao seu elevado teor de água. Nesta modalidade, alguns médicos desligam o jato de água normalmente utilizado para procedimentos em tecidos duros e utilizam definições de energia mais baixas. A capacidade hemostática é limitada, no entanto, porque apenas a água na superfície do sangue no local da cirurgia é vaporizada. Não há penetração profunda nem calor sustentado para proporcionar uma rápida contração dos vasos[96-97].

A vantagem dos lasers de érbio para a dentisteria restauradora é que uma lesão cariosa muito próxima da gengiva pode ser tratada e o tecido mole recontornado com a mesma instrumentação. Além disso, um estudo demonstrou que a retração dos tecidos para a revelação de implantes é segura com estes comprimentos de onda porque há uma transferência mínima de calor durante o procedimento[98].

UTILIZAÇÕES:

Remoção de cáries

- Preparação dos dentes
- As cáries junto à gengiva podem ser tratadas e o recontorno dos tecidos moles pode ser efectuado com o mesmo instrumento.
- Raspagem das superfícies radiculares
- Periodontite crónica
- Incisão e ablação de tecidos moles
- Curetagem subgengival
- Osteoplastia e ostectomia

VANTAGENS:

- Pode ser utilizado para tratar tanto os tecidos moles como os tecidos duros
- Remove eficazmente o cálculo, para o condicionamento radicular e para a criação de uma superfície biocompatível para a reintegração de células ou tecidos.

DESVANTAGENS:

- Contraindicado para a remoção de restaurações de amálgama
- A capacidade hemostática é limitada

Marcas disponíveis

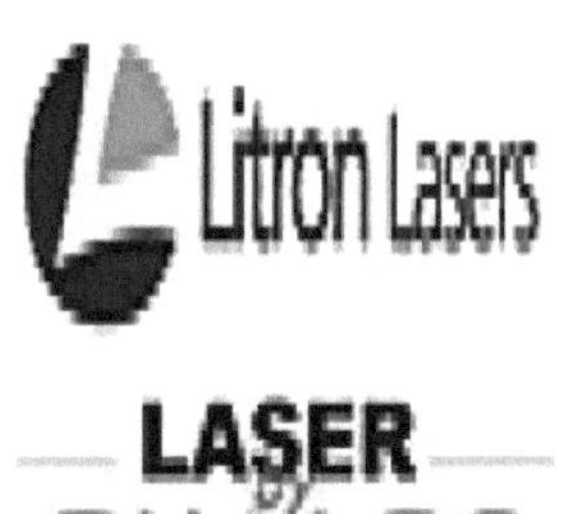

LASER by THALES

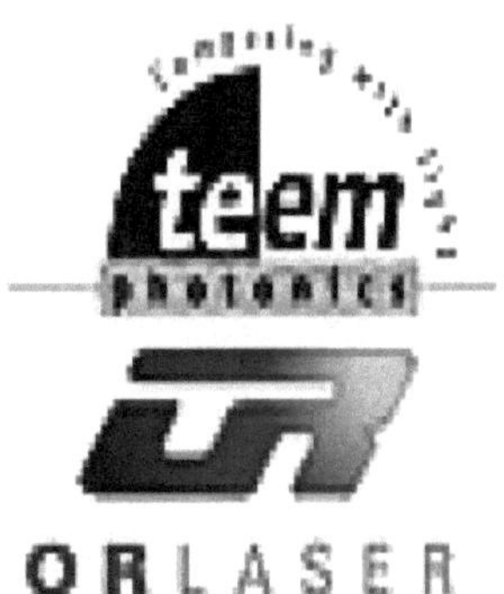

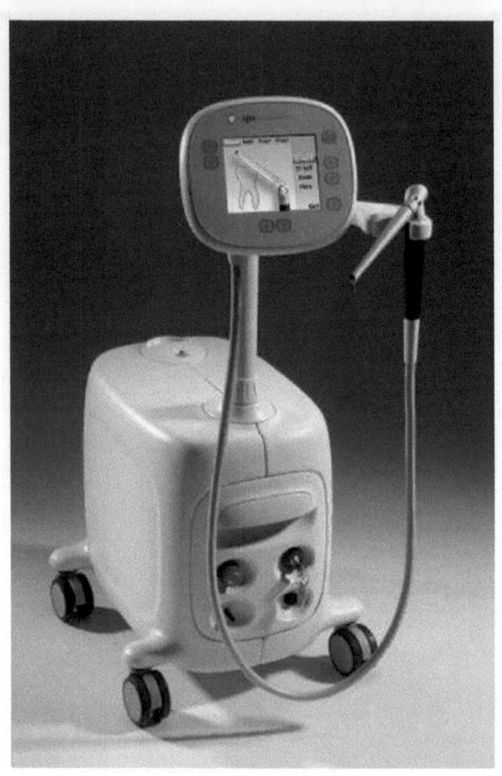

Fig. 8. Laser Erbium Yag

[O laser LiteTouch: Er-YAG laser da Syneron Dental incorpora tecnologia]

LASERS DE DÍODOS [76, 77]

O díodo é um laser de meio ativo sólido, fabricado a partir de cristais semicondutores que utilizam uma combinação de alumínio ou índio, gálio e arsénio. Esta "pastilha" de material tem os espelhos do ressoador ótico diretamente ligados às suas extremidades e é utilizada uma corrente eléctrica como mecanismo de bombagem. Os comprimentos de onda disponíveis para utilização dentária variam entre cerca de 800 nm, para o meio ativo que contém alumínio, e 980 nm, para o meio ativo composto por índio, situando-se no início da parte do infravermelho próximo do espetro invisível não ionizante. Cada máquina fornece energia laser por fibra ótica em modos de onda contínua e pulsada e é utilizada em contacto com tecidos moles para cirurgia ou fora de contacto para coagulação mais profunda.

À semelhança do instrumento de árgon, a fibra ótica tem de ser clivada e preparada antes da utilização inicial e durante o procedimento para garantir um funcionamento eficiente. Alguns médicos preferem iniciar a extremidade da fibra com uma pequena quantidade de pigmento de carbono e referem-se a isto como uma "ponta quente". Este método concentra uma grande quantidade de energia laser no ponto de contacto e acelera as incisões nos tecidos, mas o operador tem de inspecionar a ponta frequentemente para evitar que se transforme num "ferro de marcar" esfarrapado devido à rápida acumulação de produtos ablacionados. Todos os comprimentos de onda de díodo são altamente absorvidos pelo tecido pigmentado e são profundamente penetrantes, embora a hemostase não seja tão rápida como com o laser de árgon. Estes lasers são relativamente pouco absorvidos pela estrutura dentária, pelo que a cirurgia dos tecidos moles pode ser efectuada com segurança nas proximidades do esmalte, da dentina e do cemento. Além disso, à semelhança de um instrumento de árgon, o modo de emissão de onda contínua do laser de díodo pode provocar um rápido aumento da temperatura no tecido alvo. O médico deve utilizar ar e, por vezes, água para arrefecer o local da cirurgia e continuar a mover a fibra em torno da área de tratamento. O laser de díodo é um excelente laser cirúrgico de tecidos moles e está indicado para cortar e cnacnilatina ainaiva e mucosa e para desbridamento siilciilar[99-100]

A principal vantagem dos lasers de díodo é o facto de serem um instrumento portátil e de menor dimensão.

Lasers de díodo semicondutor especialmente desenvolvidos para o tratamento da sensibilidade. Depois de secar a dentina tanto quanto possível, a ponta do laser é colocada em contacto direto com a superfície do dente, que é então irradiada durante um período de 30 minutos. Se o efeito desejado não for obtido, o tratamento é realizado novamente após alguns dias.

A principal vantagem do laser de díodo é a utilização de um instrumento de menor dimensão. As unidades são portáteis e compactas, facilmente deslocáveis com um tempo mínimo de preparação, e são os lasers mais baratos atualmente disponíveis. (Fig. 9)

UTILIZAÇÕES:

- Cirurgia de tecidos moles
- Desbridamento sulcular
- Tratamento da sensibilidade.

Marcas disponíveis

DIODO LASER

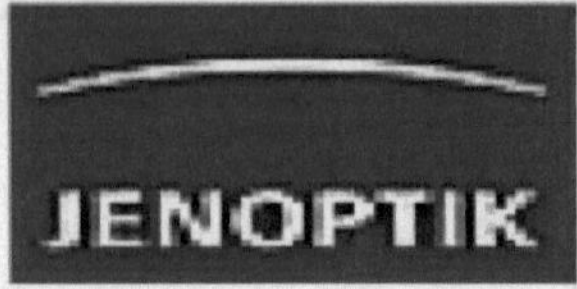

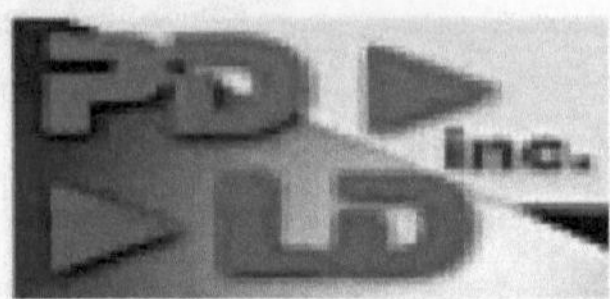

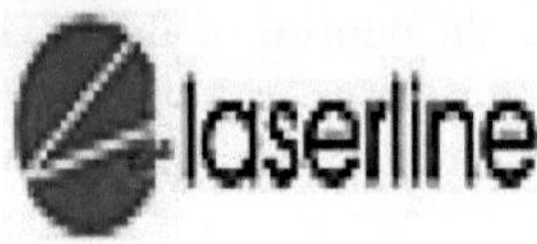

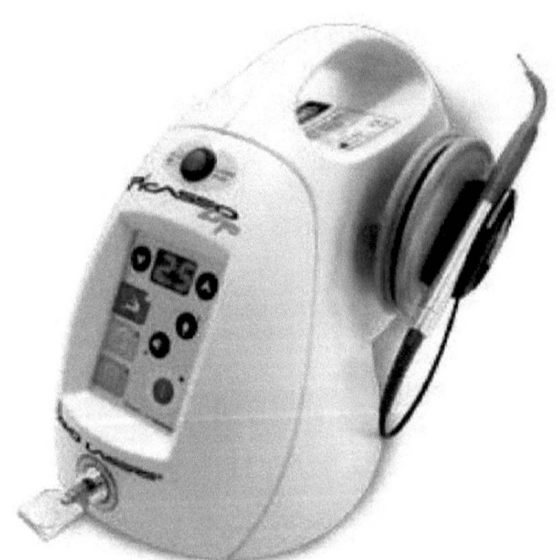

Fig. 9. Laser de díodo (Picasso)

Terapia laser de baixo nível (LLLT) [101]

Os nomes que identificam e diferenciam os lasers terapêuticos dos lasers cirúrgicos incluem terapia laser suave, fria, de baixa intensidade e LLLT. Os lasers terapêuticos são classificados como dispositivos médicos de classe III, e os lasers cirúrgicos são classificados como classe IV. Algumas frases e fenómenos que descrevem os efeitos biológicos dos lasers terapêuticos são a fotobioestimulação laser ou bioestimulação. Para além do efeito estimulante, os efeitos celulares incluem também a bioinibição, que pode aumentar e diminuir as funções fisiológicas até atingir a normalização. Uma designação mais adequada do fenómeno poderia ser fotobiomodulação laser ou bioactivação laser[102].

Os benefícios da LLLT podem ser efectuados com vários comprimentos de onda e unidades com diferentes potências. Normalmente, a janela terapêutica para a interação subtérmica dos tecidos é de 1 a 500 mW, mas os lasers cirúrgicos podem ser desfocados e utilizados como laser de "baixo nível".

O princípio da utilização da LLLT consiste em fornecer energia luminosa bioestimuladora direta às células do corpo. Os fotorreceptores celulares (por exemplo, citocromóforos e pigmentos de antena) podem absorver a luz laser de baixo nível e passá-la para as mitocôndrias, que produzem prontamente o combustível da célula, o ATP. O benefício de tratamento mais popularmente descrito da LLLT é a cicatrização de feridas.

Juntamente com as possibilidades melhoradas no tratamento da dor, da cicatrização de feridas, da inflamação e do edema, a LLLT está agora a ser considerada para o tratamento da hipersensibilidade dentinária[103], da mucosite[104-105], das lesões por HSV[106-107], da sinusite[108], das perturbações da ATM[109], da afta e da nevralgia do trigémeo[110].

CAPÍTULO 3

APLICAÇÃO DE LASERS EM PERIODONTIA

Utilização de laser em medicina dentária: [111]

- Periodontia
- Terapia inicial (não cirúrgica) da bolsa
- Cirurgia gengival não óssea
- Frenectomia
- Gengivectomia
- Enxerto
- Cirurgia de regeneração periodontal
- Desepitelização
- Remoção de tecido granulomatoso
- Recontorno ósseo
- Próteses fixas/cosmética
- Alongamento da coroa/gestão de tecidos moles à volta dos pilares
- Alongamento da coroa óssea
- Calha
- Formação de sítios pônticos ovais
- Gestão alterada da erupção passiva
- Modificação dos tecidos moles à volta dos laminados
- Branqueamento
- Implantologia
- Recuperação da segunda fase
- Peri-implantite
- Próteses removíveis
- Epulis fissurata
- Estomatite de dentadura
- Alteração da cumeeira residual
- Redução da tuberosidade
- Redução do toro
- Modificação dos tecidos moles
- Pediatria/ortodontia
- Exposição dos dentes
- Tratamento de tecidos moles de pacientes ortodônticos
- Cirurgia oral/medicina oral/patologia oral
- Biópsia
- Operculectomia
- Apicoectomia
- Patologias dos tecidos moles orais
- Dentisteria operatória
- Dentes decíduos
- Dentes permanentes

Incisão, Excisão, Ablação: [111]

A maioria dos procedimentos a laser em tecidos moles pode ser categorizada num de três processos simples: incisão, excisão ou ablação. Quer o dentista esteja a efetuar uma redução da tuberosidade dos tecidos moles (excisão) para melhorar os resultados de um plano de tratamento protético removível, a realizar uma pequena biopsia de uma lesão grande no palato (incisão) ou a remover uma área de líquen plano da mucosa bucal (ablação), os processos básicos são os mesmos, independentemente do comprimento de onda utilizado.

Existe uma diferença na forma como os vários lasers interagem com os tecidos orais, dependendo da capacidade dos tecidos alvo para absorverem a energia do laser. As diferenças mais significativas entre os diferentes tipos de tecidos moles orais são a pigmentação, a vascularização e o teor de água.

Cirurgia gengival: [111]

Uma revisão dos procedimentos listados na tabela acima mostra que a maioria dos procedimentos a laser em próteses fixas, removíveis e implantes são variações da gengivectomia simples. O mesmo pode ser dito sobre a maioria dos procedimentos de tecidos moles em odontopediatria e muitos procedimentos cirúrgicos orais menores efectuados por médicos de clínica geral. (Fig. 10)

Wigdor et al[112] descreveram as vantagens dos lasers em relação aos procedimentos cirúrgicos com aço frio da seguinte forma:

- Cirurgia seca e sem sangue
- Esterilização instantânea do local da cirurgia
- Redução da bacteriemia
- Redução do trauma mecânico
- Inchaço e cicatrizes pós-operatórias mínimos
- Dor pós-operatória mínima

Todos os lasers existentes no mercado têm a capacidade de efetuar incisões e excisões de tecidos moles, destruindo simultaneamente as bactérias no local da cirurgia. A redução do trauma mecânico nos tecidos, a diminuição da dor pós-operatória, do inchaço e das cicatrizes não são exclusivos de nenhum comprimento de onda específico. Para a maioria dos procedimentos de medicina dentária a laser, a escolha do comprimento de onda é uma questão de preferência pessoal; para outros procedimentos, a utilização do comprimento de onda correto pode fazer a diferença entre o sucesso e o fracasso.

Alguns utilizadores de laser preferem o comprimento de onda do CO_2 devido à sua elevada absorção na água e à sua falta de penetração térmica; outros preferem o Nd:YAG devido à sua absorção pelos pigmentos dos tecidos e à sua maior profundidade de penetração. Outros clínicos ainda preferem as unidades de díodo devido ao seu tamanho compacto e portabilidade. Muitos dentistas estão atualmente a utilizar a família de lasers de érbio para tecidos moles devido à sua elevada absorção na água e à falta de penetração térmica. Podem ser apresentados argumentos a favor ou contra qualquer um destes comprimentos de onda para procedimentos específicos. O facto é que qualquer dentista bem treinado que compreenda a física e as caraterísticas de emissão de cada um dos lasers, juntamente com os espectros de absorção do alvo e dos tecidos circundantes, pode ser bem sucedido com a maioria dos lasers.[111]

As utilizações do laser de CO_2 estão bem documentadas para procedimentos em tecidos moles. Quando utilizado em modo de contacto, o laser Nd:YAG é útil em procedimentos de gengivectomia e gengivoplastia. Proporciona uma excelente hemostase e, como o laser de Nd:YAG pulsado não causa danos térmicos profundos, há uma redução da dor pós-operatória. Existem inúmeros relatos na literatura sobre a capacidade do laser de Nd:YAG em remover tecidos gengivais hiperplásicos sem danos térmicos profundos nos tecidos adjacentes. Vários procedimentos cirúrgicos com Nd:YAG, como a frenectomia, podem ser efectuados sem hemorragia e com um mínimo de anestesia. Isto resulta numa dor pós-operatória mínima. Para além dos procedimentos excisionais e ablativos na cavidade oral, a utilização do laser Nd:YAG para tratamento paliativo de lesões orais, como as úlceras aftosas, está bem documentada. O laser é utilizado num modo sem contacto e com uma potência extremamente baixa para desnaturar as proteínas da camada superficial das lesões, proporcionando assim uma ligadura biológica criada com os próprios tecidos do doente. Este processo resulta no alívio imediato da dor e há provas de que o tempo de cicatrização pode ser reduzido significativamente.
Tal como os lasers Nd:YAG e CO_2, os lasers de díodo podem ser utilizados para cortar ou vaporizar tecidos moles. É possível obter zonas de necrose térmica inferiores a 1 mm, o que proporciona uma precisão cirúrgica e hemostase adequadas para muitos procedimentos em tecidos moles. O laser pode ser utilizado num modo sem contacto para coagular tecidos moles ou para proporcionar hemostase numa área.[111]
Os lasers de érbio, quando utilizados num modo sem contacto, provocam uma hemostase mínima durante a cirurgia periodontal, em comparação com os lasers de CO_2 e de Nd:YAG. Os lasers de érbio podem ser utilizados para cortar e ablacionar tecidos moles com precisão. Os cortes são semelhantes aos do bisturi e quase não há atraso na cicatrização. O laser Er:YAG pode ser utilizado não só para remover o tecido duro e mole doente das superfícies radiculares, mas também para limpar o tecido doente nas furcações radiculares e bolsas infra-ósseas sem danificar as superfícies radiculares. Enquanto que outros comprimentos de onda estudados (Nd:YAG, CO_2) podem deixar uma camada de carbonização na superfície da raiz que impede a fixação dos fibroblastos à superfície da raiz, o Er:YAG deixa uma superfície lisa e sem carbonização, sem camada de manchas e com a matriz de colagénio exposta.

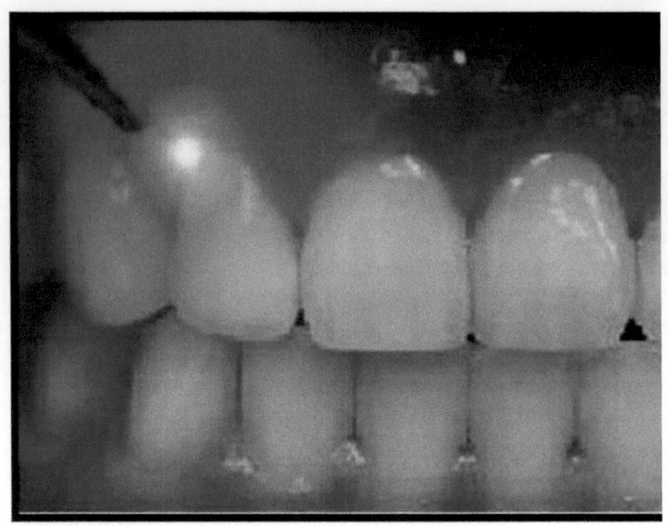

Fig. 10. Cirurgia gengival

Terapia periodontal não cirúrgica: [111]

É um princípio fundamental da periodontia que a doença periodontal é uma infeção bacteriana e todas as terapias têm o mesmo objetivo: a remoção das bactérias do periodonto para melhorar a saúde periodontal do doente.

Um critério essencial para a seleção de um comprimento de onda adequado para a terapia periodontal não cirúrgica é a prova definitiva de um efeito bactericida nos tecidos periodontais. Outro critério essencial é o sistema de distribuição. Um terceiro critério é o efeito do comprimento de onda no tecido circundante. (Fig. 11)

Os únicos dois comprimentos de onda para tecidos moles que atualmente cumprem o critério de ter um sistema de entrega capaz de fornecer energia laser de forma eficiente e eficaz às bolsas periodontais para terapia periodontal não cirúrgica são o Nd:YAG e o díodo.

Com os protocolos de tratamento intrasulcular de díodo e Nd:YAG, o laser é utilizado como adjuvante dos tratamentos padrão e não como substituto dos mesmos. A curetagem a laser das bolsas periodontais não é bem sucedida, a menos que seja combinada com a destartarização e o alisamento radicular padrão para remover bactérias e acúmulos da superfície radicular. Os instrumentos convencionais são utilizados para os procedimentos normais de destartarização e alisamento radicular, e a energia laser é utilizada apenas no tecido mole que reveste a bolsa. Desde que a energia laser não seja direcionada para a superfície da raiz, os comprimentos de onda têm-se revelado instrumentos eficazes na terapia periodontal não cirúrgica.

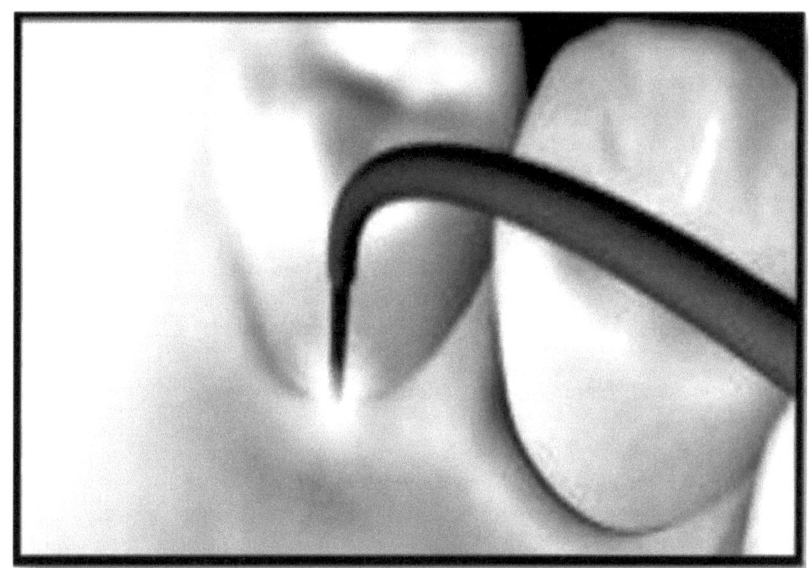

Fig. 11. Terapia periodontal não cirúrgica

Cirurgia periodontal regenerativa: [111]

O passo mais difícil num procedimento cirúrgico periodontal típico, e o passo que, em última análise, determina o sucesso ou o fracasso do procedimento cirúrgico, é a remoção do tecido doente do local da cirurgia. Se o tecido mole doente e os acúmulos calcificados na superfície da raiz não forem removidos, o procedimento cirúrgico está condenado ao fracasso. (Fig. 12)

Historicamente, os instrumentos de eleição têm sido as curetas e outros instrumentos de aço cirúrgico. Atualmente, estão a ser utilizados lasers para este procedimento. Qualquer que seja o comprimento de onda utilizado para a cirurgia periodontal regenerativa, não deve causar quaisquer efeitos nocivos nas superfícies radiculares.

Os resultados de vários estudos levaram à conclusão de que os lasers de díodo e de Nd:YAG podem ser utilizados na terapia periodontal inicial e em procedimentos de excisão/ablação de tecidos moles, mas é necessário ter extremo cuidado para garantir que nenhum destes comprimentos de onda tem uma interação significativa com a superfície da raiz durante a cirurgia periodontal regenerativa.

Um dos estudos mais significativos que detalha o potencial da utilização do Er:YAG para a regeneração periodontal foi realizado por Schwartz et al.[113]; os seus resultados mostraram que o laser de Er:YAG promove a fixação de fibroblastos do ligamento periodontal em superfícies radiculares previamente doentes e que a estrutura da superfície das raízes instrumentadas com laser de Er:YAG oferece melhores condições para a adesão de fibroblastos periodontais do que a destartarização e o alisamento radicular. Estes estudos, quando considerados em conjunto, mostram que o laser de Er:YAG pode promover a regeneração periodontal, removendo o cálculo da superfície radicular, deixando a superfície radicular lisa e mais apta a criar um ambiente para a fixação bem sucedida de novas fibras de tecido conjuntivo. Recentemente, o laser de Er,Cr:YSGG e, em menor grau, o laser de Er:YAG, foram promovidos para o alongamento clínico da coroa sem reflexão do retalho gengival, por razões estéticas e protéticas, mas estes artigos enquadram-se geralmente numa de duas categorias: estudos de caso não controlados e artigos orientados para a técnica. Atualmente, não existem estudos longitudinais ou de coorte controlados que apoiem a utilização de lasers para o alongamento clínico da coroa utilizando a técnica de retalho fechado.

A Academia Americana de Periodontologia declarou que, apesar de o comprimento de onda Er,Cr:YSGG ter recebido autorização de segurança da Food and Drug Administration (FDA) dos EUA[111], não existem relatórios na literatura nem estudos em animais ou humanos que possam ser utilizados para defender a sua utilização. Em comparação, a Academia Americana de Periodontologia concluiu que "o laser Er:YAG demonstrou a melhor aplicação do uso do laser diretamente nos tecidos duros, deixando o mínimo de danos térmicos e criando uma superfície que sugere biocompatibilidade para a fixação de tecidos moles. Estudos demonstraram a capacidade do laser Er:YAG para remover lipopolissacarídeos das superfícies radiculares, facilitar a remoção da smear layer após o alisamento radicular, remover cálculos e cemento"[114]. O laser de Er:YAG é uma excelente escolha para utilizar na cirurgia periodontal regenerativa para preparar a superfície radicular para a nova fixação de tecido conjuntivo.

O princípio da exclusão epitelial está presente na literatura periodontal há mais de 50 anos[115]. Se o epitélio não for impedido de crescer à medida que o procedimento cirúrgico cicatriza, o resultado é um longo epitélio juncional, em vez de uma verdadeira ligação de tecido conjuntivo. A questão a ser levantada é se existe algum lugar na periodontia para o uso de lasers para retardar o crescimento epitelial.

A resposta a esta questão pode ser encontrada numa série de publicações. O primeiro artigo, de *Rossmann et al* [27], utilizou macacos para determinar a capacidade do laser de CO_2 em prevenir a migração epitelial após cirurgia de retalho. Os resultados mostraram que a epitelização do lado irradiado com CO_2 foi atrasada em pelo menos 7 dias, permitindo o crescimento de novo tecido conjuntivo. Igualmente importante, os resultados mostraram que a cicatrização do tecido conjuntivo não foi retardada de todo.

Os investigadores concluíram que o laser de CO_2 pode ser utilizado para retardar o crescimento apical do epitélio e que esta técnica é menos exigente do ponto de vista técnico e mais eficiente em termos de tempo do que outros métodos de retardamento epitelial atualmente conhecidos.

Israel et al.[116] utilizaram o laser de CO_2 num estudo em humanos. Eles realizaram um desbridamento aberto e colocaram um entalhe nos dentes na crista do osso alveolar antes do fechamento. Na reentrada, 90 dias depois, todos os dentes não-ligados desenvolveram um longo epitélio juncional do comprimento da raiz até a base do entalhe. No lado com selagem, o entalhe foi preenchido com tecido conjuntivo e algum cemento reparador.

Os resultados dos estudos de desepitelização com CO_2, combinados com os estudos sobre os efeitos do Er:YAG nas superfícies radiculares, levam à conclusão de que o método mais eficaz de técnicas cirúrgicas periodontais regenerativas seria uma técnica de duplo comprimento de onda. Esta técnica utilizaria o Er:YAG para desbridar o local cirúrgico aberto, limpar e esterilizar a superfície radicular, e preparar a superfície radicular para a adesão de fibroblastos. O laser de CO_2 removeria o epitélio, o que permitiria que os fibroblastos aderissem e proliferassem, criando uma nova fixação. Esta técnica de duplo comprimento de onda é muito promissora no domínio da cirurgia periodontal regenerativa.

Recentemente, a LLLT está a ser estudada pelo seu efeito biomodulador (melhoria da cicatrização de feridas, estimulação de osteoblastos) no periodonto que, em última análise, provoca a regeneração óssea.

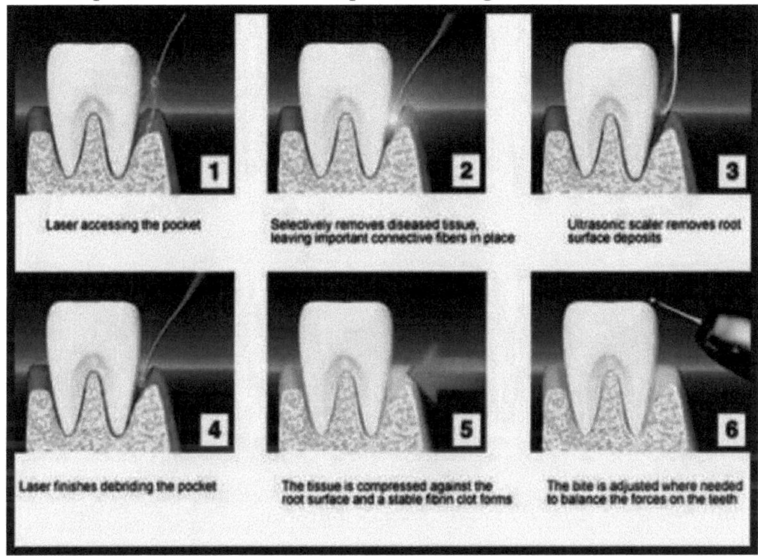

Fig. 12. Terapia regenerativa

Ressecção óssea: [111]

Os únicos comprimentos de onda autorizados pela FDA para cirurgia óssea são os lasers da família do érbio. Er:YAG e Er,Cr:YSGG são os únicos comprimentos de onda que têm a capacidade de ablacionar o tecido ósseo com segurança.

Implantologia: [117]

Todos os tipos de lasers podem ser utilizados para excisar ou vaporizar o tecido periodontal, conforme necessário, para expor os implantes dentários. Uma vantagem da utilização de lasers em implantologia é o facto de as impressões poderem ser obtidas imediatamente após a cirurgia de segunda fase, uma vez que existe pouca contaminação de sangue no campo devido ao efeito hemostático dos lasers. A contração dos tecidos após a cirurgia a laser também é mínima, o que garante que as margens dos tecidos permanecerão ao mesmo nível após a cicatrização, tal como imediatamente após a cirurgia. Além disso, a utilização do laser pode eliminar o trauma para o tecido da reflexão do retalho e da colocação da sutura (assumindo zonas adequadas de tecido queratinizado e o conhecimento do local onde o implante foi colocado). Uma das utilizações mais interessantes dos lasers na implantologia dentária é a possibilidade de recuperar implantes doentes através da descontaminação das suas superfícies com energia laser. (Fig. 13)

A partir dos dados disponíveis, é evidente que os lasers dentários podem ser úteis na prática da implantologia dentária. O desafio para o profissional é o mesmo que para qualquer outra área da medicina dentária: saber quando, onde e que armamento utilizar numa determinada situação.

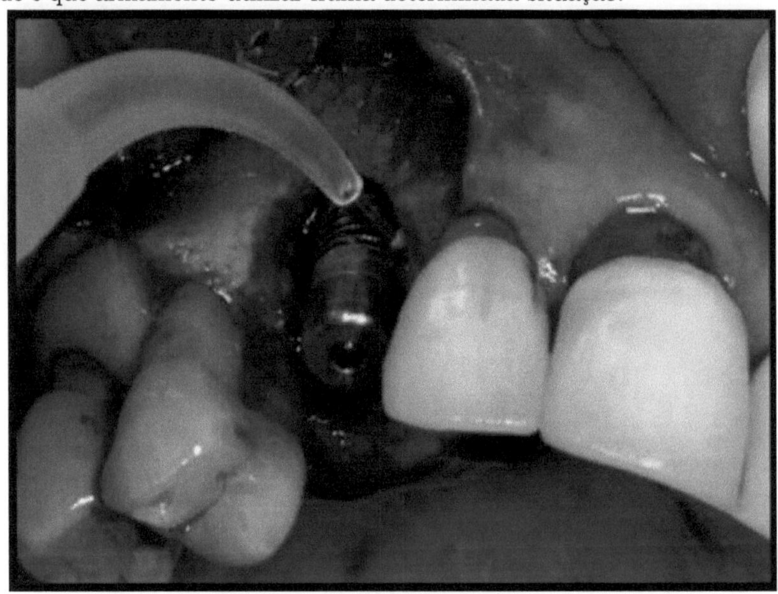

Fig. 13. Laser em Implantodontia

CAPÍTULO 4

CICATRIZAÇÃO APÓS CIRURGIA A LASER

O tratamento com laser deixa uma ferida limpa; forma-se uma cratera rodeada de resíduos carbonizados. A cratera formada tem contornos irregulares; está rodeada por uma carbonização estreita (e mais além por uma banda esbranquiçada mais larga). Na cratera, as arteríolas e vénulas são carbonizadas; o mesmo se aplica às células. De seguida, o tecido recupera a sua textura normal, com condensação dos núcleos das células basais. As fibras colagénicas da submucosa estão foscas; um grande número de vasos está trombosado. Assim, as lesões celulares desaparecem muito rapidamente à medida que nos afastamos do centro da cratera. A largura da cratera é proporcional ao tempo de exposição e à potência utilizada.

Durante a Cura: [10]

Nas primeiras horas, observa-se a presença de exsudado discreto no centro da cratera (juntamente com extravasamento de eritrócitos e diapedese de leucócitos). Após 48 horas, o exsudado esbranquiçado cobre a cratera. Entre o 7º e o 14º dia, nos bordos da cratera, surge uma proliferação de um epitélio fino e imaturo, que converge para o centro; os neovasos e os fibroblastos são numerosos. Após 2 semanas, a cratera está completamente coberta por epitélio com a presença de uma depressão cêntrica. Durante a terceira semana, o epitélio superficial torna-se mais espesso, mas continua a ser frágil. Após um mês, a cicatrização é satisfatória.

Histologia da mucosa oral após tratamento com laser de CO_2: [10]

A rápida destruição celular não permite que as células produzam os mediadores químicos da inflamação. O número de miofibroblastos é muito limitado em comparação com o número observado em feridas de bisturi. Estas células são responsáveis pela contração da ferida. Algumas pessoas pensam que o número de miofibroblastos não está diminuído, mas sim que um grande número destas células está inactivado.

Com a cirurgia convencional, os miofibroblastos estão presentes em grande número e orientados para a superfície. Com o laser, pelo contrário, são poucos e não estão orientados, o que explica que a sua contração permaneça ineficaz.

A proliferação capilar, a resposta inflamatória e a reepitelização parecem ser mais lentas. Parece também que os compostos extracelulares (colagénio tipo III e IV, fibronectina, laminina) resistem melhor à irradiação laser do que as células. O laser de CO_2 destrói as células mas deixa o tecido intersticial relativamente intacto. Na zona tratada, os fibroblastos mantêm a sua atividade normal, que é a regeneração dos tecidos. Pode ser sugerida a seguinte hipótese: a persistência da matriz extracelular apresentaria a ligação dos fibroblastos entre si e a sua mutação em miofibroblastos (a ligação é, de facto, essencial para induzir esta transformação).

Tecidos moles orais:

As supostas vantagens dos lasers em relação à cirurgia com bisturi foram enumeradas por vários autores e incluem o aumento da coagulação que produz um campo cirúrgico seco e uma melhor visualização; a capacidade de negociar curvaturas e dobras dentro de contornos de tecido; esterilização da superfície do tecido e, portanto, redução da bacteremia; diminuição do inchaço, edema e cicatrizes; diminuição da dor; resposta de cicatrização mais rápida; e maior aceitação do paciente[112,118].

É evidente que algumas das vantagens alegadas são conclusões de senso comum baseadas em observações clínicas e na reação dos doentes; por exemplo, a coagulação conduz a uma melhor visualização do campo cirúrgico e a uma maior aceitação por parte dos doentes.

Surpreendentemente, existem poucos dados que apoiem outras afirmações, tais como uma resposta de cicatrização mais rápida ou uma diminuição das cicatrizes. De facto, as alegações de uma cicatrização mais rápida das feridas de tecidos moles provocadas por laser parecem ser específicas do comprimento de onda e altamente sensíveis à densidade de energia. A maioria dos estudos que examinaram as taxas de cicatrização de feridas induzidas por laser envolveu os comprimentos de onda de CO_2, Nd:YAG ou díodo.

Estudos relativos ao laser de CO_2 referem que a cicatrização dos tecidos moles é mais lenta em geral[119], mais lenta inicialmente mas igual aos 14 dias[120], ou equivalente[121-123] em comparação com uma ferida com bisturi convencional.

Uma comparação da cicatrização de feridas após irradiação com os lasers Nd:YAG e CO_2 indica que as feridas induzidas pelo laser CO_2 na mucosa oral, orofaríngea e laríngea cicatrizam significativamente mais depressa do que as criadas pelo laser Nd:YAG, mas ambas cicatrizam mais lentamente do que a ferida convencional induzida por bisturi[119]. *Romanos et al*[124] também registaram um atraso na cicatrização de feridas com laser de Nd:YAG em comparação com incisões de bisturi, mas apenas com 3 W de potência e uma frequência de pulso de 20 Hz. A cicatrização foi equivalente para as feridas com bisturi e Nd:YAG quando o laser foi utilizado com uma potência inferior de 1,75 W e 20 Hz.

A cicatrização acelerada após feridas induzidas por laser foi relatada, mas geralmente envolve aplicações não periodontais e o uso de lasers suaves, por exemplo, energia de baixo nível de um diodo de hélio-neon[125-126]. [127] e *Masse et al.* [128], que não relataram nenhuma evidência de cicatrização acelerada após gengivectomia ou cirurgia de retalho periodontal, usando lasers de diodo de 670 e 810 nm, respetivamente. [129], que utilizaram o laser de CO_2 num modo desfocado após a exposição de retalho cirúrgico de envolvimentos de furca induzidos experimentalmente e relataram a indução de novo ligamento periodontal, cemento e osso em furca de Classe III num modelo experimental de cão. Por último, como observação casual, vários estudos referiram que as feridas induzidas por laser apresentam uma menor tendência para a contração da cicatriz em comparação com as cirurgias tradicionais com bisturi.[130-131] _Tecido duro oral:_

Independentemente do tipo de instrumentação, a cicatrização do osso após ostectomia, osteoplastia ou preparação do local do implante é complexa, envolvendo respostas locais e sistémicas e uma variedade de tipos de células, enzimas, factores de crescimento, citocinas e outros tipos de proteínas sinalizadoras.

A exposição do osso ao aquecimento a níveis >47oC induz danos celulares que levam à reabsorção óssea, e níveis de temperatura >60^{0}C resultam em necrose tecidual[132].

Dado que as interações laser/tecido biológico são eventos fototérmicos que, por sua vez, dependem do comprimento de onda, não deve ser surpreendente que, com a possível exceção de dois comprimentos de onda (Er:YAG e Er,Cr:YSGG), o efeito da maioria dos lasers dentários no osso seja geralmente prejudicial.

Os danos colaterais graves têm sido identificados como um fator importante na cicatrização tardia das incisões ósseas induzidas por laser. Em estudos que relatam cicatrização retardada, as observações comuns parecem ser a presença de uma camada residual carbonizada (char) na superfície tratada, a presença de fragmentos ósseos inertes encapsulados por tecido conjuntivo fibroso, sequestro de osso e fragmentos ósseos rodeados por células gigantes multinucleadas[123,133].

Coletivamente, os dois estudos indicam que o laser Er:YAG, quando utilizado com uma energia de impulso de pico de 100 mJ/pulso e 10 Hz, produziu cortes intra-ósseos bem definidos sem evidência de fusão ou carbonização. A espetroscopia de infravermelhos por transformada de Fourier (FTIR), a espetroscopia de raios X por dispersão de electrões (EDX) e a análise de difração de raios X revelaram relações normais de colagénio/hidroxiapatite cobertas por uma fina camada superficial caracterizada por um ligeiro aumento da relação cálcio/fosfato da superfície revestida, resultante da formação de fosfato tetracálcico, que se desenvolve a temperaturas superiores a 1100^{0}C. De resto, a composição química do osso era semelhante à dos defeitos produzidos por broca rotativa.

Ao considerar a osteotomia e/ou ostectomia mediadas por laser, o Er,Cr:YSGG parece ser um laser popular entre os clínicos. No entanto, mesmo com este comprimento de onda, existe uma escassez de provas na literatura para apoiar a sua utilização no osso.

No entanto, dois estudos recentes sugerem que o comprimento de onda do Er,Cr:YSGG pode ser adequado para utilização no osso.

Modificações da superfície radicular induzidas por laser: [10]

Uma consideração concetual importante na modificação da superfície radicular induzida por laser é a seleção de um comprimento de onda que remova eficazmente o cálculo, suprimindo simultaneamente os danos térmicos no tecido pulpar e a remoção indesejada da estrutura radicular sólida.

Para atingir estes objectivos é necessário um comprimento de onda caracterizado por uma profundidade de penetração mínima no tecido mineralizado.

Devido à sua elevada absorção em água e apatite hidroxilada, a maior parte da investigação recente relativa à modificação da superfície radicular induzida por laser envolveu o laser Er:YAG. Este comprimento de onda do laser demonstrou ser eficaz na remoção de camadas de smear layer, cálculo dentário, cemento e endotoxina ligada ao cemento.

Quando utilizado a baixas densidades de energia com um líquido de arrefecimento da superfície por pulverização de água, a maioria dos estudos refere poucos ou nenhuns danos nos tecidos induzidos pelo calor e a produção de superfícies radiculares lisas.

CAPÍTULO 5

RISCOS DOS LASERS E MEDIDAS DE PRECAUÇÃO

A segurança é uma parte integrante do tratamento dentário com um instrumento laser. A segurança do laser tem três vertentes:

1) O processo de fabrico do instrumento,

2) Funcionamento correto do dispositivo, e

3) A proteção pessoal da equipa cirúrgica e do doente.

Embora existam muitas normas de segurança para lasers que coexistem em todo o mundo, alguns requisitos podem diferir, especialmente no que diz respeito a sinais, símbolos e medidas de controlo. Qualquer pessoa que utilize um laser dentário deve primeiro consultar as agências reguladoras nacionais, estatais ou locais.

Classificação: [134]

A norma ANSI (Z136.1-2000) documenta as normas estabelecidas para a classificação nos Estados Unidos. A OSHA e a American Conference of Governmental Industrial Hygienists também utilizam esta norma como fonte. Outros países subscrevem estas normas e têm as suas próprias agências reguladoras semelhantes.

Existem quatro classes gerais de lasers; quanto mais elevado for o número de classificação, maior é o perigo potencial. As classes são diferenciadas por uma combinação da potência de saída dos lasers de emissão contínua ou da energia por impulso para os lasers pulsados e pelo período de tempo durante o qual o feixe é visualizado.

Classe I:

Os lasers desta categoria que funcionam em condições normais de funcionamento não representam um perigo para a saúde. Estes dispositivos estão normalmente totalmente fechados e o feixe não sai da caixa. Um leitor de CD seria um exemplo. A potência de saída de um laser de classe I é medida em décimos de miliwatts.

Classe II:

Os lasers desta categoria emitem apenas luz visível com baixa potência e não constituem normalmente um perigo devido às reacções normais de pestanejo e aversão do ser humano. Um leitor de códigos de barras de supermercado e alguns pequenos ponteiros laser são exemplos desta classe. A potência de saída máxima permitida para estes dispositivos é de 1 mW. Existem duas subclasses: a classe IIa é perigosa quando vista diretamente durante mais de 1000 segundos; a classe IIb tem um tempo de visualização perigoso de um quarto de segundo, que é o tempo de um reflexo normal de pestanejar.

Classe IIIa:

Os lasers desta categoria podem emitir qualquer comprimento de onda e têm uma potência de saída inferior a 0,5 W de luz visível ou aproximadamente 0,1 a

0,2 W nas outras partes do espetro eletromagnético. Nesta classe, quando a luz laser é vista apenas momentaneamente (dentro do período de resposta de aversão ou do reflexo de pestanejar - um quarto de segundo), não prejudica o olho desprotegido. Estes lasers têm uma etiqueta de precaução. ***Classe IIIb:*** Estes lasers podem constituir um perigo para os olhos desprotegidos se forem vistos diretamente ou vistos a partir de luz reflectora durante qualquer período de tempo. A potência de saída não pode ser superior a 0,5 W de qualquer radiação electromagnética. Os lasers da classe IIIb não causam riscos de reflexão quando se utilizam superfícies mate (não brilhantes) e não produzem normalmente riscos de incêndio. Um laser de cura de árgon, apenas se regulado para menos de 0,5 W, constituiria um exemplo deste tipo de dispositivo. Os lasers terapêuticos de baixa intensidade pertencem à classe IIIa ou IIIb, consoante o comprimento de onda de emissão e a duração da exposição. Dado que estes lasers têm normalmente um tempo de tratamento dentário medido em minutos, é necessário utilizar proteção ocular.

Classe IV:

Esta categoria de lasers é perigosa quando vista diretamente e pode produzir reflexos difusos perigosos. Qualquer potência de saída superior a 0,5 W, medida em onda contínua ou em emissão pulsada, constitui um laser de classe IV. Estes dispositivos também apresentam riscos de incêndio e de pele.

Os lasers atualmente utilizados em medicina dentária são da classe IIIb ou da classe IV; por conseguinte, apresentam a possibilidade de lesões oculares e cutâneas graves. Os lasers da classe IV também podem inflamar objectos inflamáveis (como gaze humedecida em álcool) e podem criar contaminantes perigosos no ar.

É de salientar que os reflexos humanos de pestanejar e de aversão não servem de proteção ocular quando se utilizam instrumentos laser dentários. Por conseguinte, devem ser usados óculos de proteção para laser adequados ao comprimento de onda utilizado, enquanto o laser estiver ligado. A proteção ocular é abordada mais adiante neste artigo.

É evidente que outros factores, como as condições em que o laser é utilizado, o nível de formação em segurança dos indivíduos que utilizam os lasers e outros factores ambientais, são importantes para determinar as medidas de controlo de segurança necessárias.

Responsável pela segurança dos lasers (LSO): [134]

Uma LSO é definida pelas normas mundiais como sendo uma pessoa designada e formada que dirige as práticas de segurança dos lasers e garante um ambiente seguro enquanto o laser está a ser utilizado[135-136].

O papel e o desempenho do LSO são vitais para a utilização segura de lasers em medicina dentária. Tem de estar presente um LSO designado durante qualquer procedimento que utilize um laser da classe IIIb ou da classe IV.

Seguem-se as responsabilidades do LSO, não enumeradas por ordem de importância ou prioridade; além disso, estas responsabilidades são valorizadas de igual forma e são consideradas como o padrão de cuidados quando se utilizam lasers em medicina dentária. O LSO é o "guardião da chave". Manter a chave num local seguro permite que apenas pessoal autorizado e com formação possa utilizar o laser. Se as práticas de segurança não estiverem a ser seguidas, o LSO tem autoridade para encerrar o funcionamento do laser.

O LSO deve assegurar que o sinal de "laser em utilização" seja afixado numa zona bem visível para limitar o acesso de outras pessoas à sala de tratamento. O sinal deve incluir o logótipo de perigo, indicar a luz laser visível ou invisível (ou seja, o comprimento de onda específico) e a classificação. Não é permitida a presença de pessoas nas proximidades do campo cirúrgico, a menos que estejam autorizadas e usem os óculos de proteção específicos.

O LSO deve estar familiarizado com o manual do operador e com os procedimentos de segurança, incluindo as recomendações do fabricante em matéria de manutenção, a documentação relativa a essa manutenção e o mecanismo de comunicação de efeitos adversos. O LSO também supervisiona o inventário e mantém o material e os acessórios do laser e é a pessoa responsável pela supervisão da educação e formação do pessoal[137]. Este indivíduo também deve estar familiarizado com as organizações que têm diretrizes de segurança e deve aderir a essas diretrizes.

Perigos de incêndio e explosão:

Os riscos de incêndio associados aos lasers de classe IV assumem muitas formas[141]. O procedimento correto para minimizar este tipo de problema deve incluir o seguinte:

- Utilizar apenas materiais húmidos ou retardadores de fogo no campo operatório.
- Utilizar apenas agentes anestésicos não combustíveis.
- Evitar anestésicos tópicos à base de álcool.
- Evitar gaze humedecida com álcool durante o disparo do laser.
- Proteger os tecidos adjacentes ao local da cirurgia.
- Conhecer a localização e o funcionamento do extintor de incêndio mais próximo.
- Armazenar materiais altamente combustíveis ou explosivos fora da zona de perigo nominal.
- Respeitar a diretiva ANSI: "O óxido nitroso favorece a combustão e não deve ser utilizado. . durante a cirurgia a laser"[138]

Ligações e tráfego:

Todos os lasers necessitam de um sistema de arrefecimento; alguns utilizam uma ventoinha interna e outros utilizam uma ventoinha e um radiador com líquido de arrefecimento autónomo. Alguns lasers de classe IV requerem o fornecimento de uma fonte externa de água ou ar. Se for esse o caso, é imperativo que as linhas estejam corretamente ligadas e que esses utilitários estejam ligados antes de ligar o laser. Os cabos de alimentação eléctrica e o cabo do pedal também devem ser inspeccionados de cada vez para verificar se estão em condições seguras.

O laser e os componentes de ligação associados devem ser mantidos fora da corrente principal do tráfego. Os sistemas de fornecimento de fibra ótica podem necessitar de especial atenção, uma vez que podem ter até 3 m de comprimento e, por conseguinte, podem cair facilmente da porta de emissão para o chão. O LSO deve ter o cuidado de não permitir que os rodízios do equipamento rolem sobre a fibra, provocando a sua quebra ou danificando outras linhas de alimentação.

Proteção dos olhos:

A sensibilização para o primeiro tipo de proteção ocular remonta a 1962: com o desenvolvimento do laser de rubi, percebeu-se que os lasers apresentavam riscos únicos e específicos para o olho humano. Os lasers produzem um feixe de luz intenso e altamente direcional que é absorvido até certo ponto se for direcionado, refletido ou focado num objeto.

O olho é um alvo crítico para as lesões provocadas por laser. O dentista, o assistente, o doente e outras pessoas que se encontrem dentro da zona de perigo nominal estão em risco devido à radiação direta e reflectida dos lasers de classe III e de classe IV[139]. É essencial usar os óculos de proteção corretos quando se utilizam lasers dentários, porque os diferentes comprimentos de onda disponíveis podem e irão danificar rapidamente várias partes dos olhos desprotegidos.

A queimadura da córnea é o risco ocular reconhecido. Os lasers de érbio e de hólmio também afectam o humor aquoso e vítreo desprotegido e o cristalino do olho, conduzindo a uma inflamação aquosa e contribuindo possivelmente para a formação de cataratas. Os danos na retina induzidos pelo laser resultam normalmente numa perda irreversível da função visual.

Em geral, os óculos de proteção devem ter uma densidade ótica (DO) de pelo menos 4 para a emissão laser e o dispositivo[140] específicos. No entanto, os fabricantes de óculos de proteção devem cumprir as normas das agências reguladoras ao calcularem a DO exacta que fornece a quantidade correta de atenuação para proteção do comprimento de onda específico em questão. Os óculos concebidos para terem uma proteção adequada para um comprimento de onda podem ter uma proteção completamente inadequada para outro comprimento de onda. Independentemente da proteção ocular, o profissional nunca deve olhar diretamente para o feixe laser.

Esterilização e controlo de infecções:

A esterilização a vapor é o padrão de cuidados. As pequenas fibras ópticas flexíveis, as peças de mão ou as pontas devem ser esterilizadas a vapor em bolsas de esterilização separadas após cada utilização. É essencial que, ao utilizar lasers de fibra ótica, a extremidade da porta (ligação) permaneça limpa e sem óleo. Se um instrumento tiver sido usado para clivar ou recravar uma fibra durante ou após um procedimento, ele também deverá ser esterilizado a vapor.

A caixa de proteção em torno do laser, incluindo o painel de controlo e o braço articulado (se aplicável), deve receber o método de descontaminação por desinfeção por pulverização/limpeza/desinfetante por pulverização, tal como o carrinho de dentista e as bancadas. Alguns componentes do sistema de entrega, como o cabo de fibra ótica de érbio de grande diâmetro, não foram concebidos para esterilização a vapor e têm de ser desinfectados desta forma.

Quão seguros são os lasers dentários?

Manter-se informado e envolvido com as mais recentes informações, investigações e resultados de estudos específicos é uma das responsabilidades mais importantes do LSO. A literatura profissional demonstra repetidamente a segurança e a eficácia dos lasers dentários. *Aoki et al.*[88] compararam uma peça de mão convencional com um laser Er:YAG para a remoção de cáries in vitro.

Estes investigadores concluíram que o laser proporcionava uma ablação eficaz da dentina cariada, com danos térmicos mínimos na dentina intacta circundante e um grau de vibração muito inferior. *Fife et al.*[141] demonstraram que o laser Er:YAG com refrigerante ar/água não aumentou as temperaturas pulpares de nenhum dos dentes e, de facto, diminuiu a temperatura da câmara pulpar em até 5^0C. Efeitos térmicos indesejáveis, tais como fissuras ou carbonização da superfície, não foram observados com os lasers de érbio por *Tokonabe et al.*[89] *Lin et al.*[142] examinaram o laser de Nd:YAG pulsado e demonstraram que é igualmente ou mais eficaz na redução significativa e na inibição da recolonização de bactérias numa bolsa periodontal até 56 dias, a duração do estudo.

Consenso recente sobre lasers

Basicamente, os lasers têm as vantagens potenciais do efeito bactericida, do efeito de desintoxicação e da remoção do revestimento do epitélio e do tecido de granulação, que são propriedades desejáveis para o tratamento das bolsas periodontais. Alguns lasers podem ser capazes de remover eficazmente não só a placa dentária, mas também o cálculo da superfície radicular com uma tensão mecânica extremamente baixa e sem formação de uma camada de esfregaço na superfície radicular tratada. Além disso, os potenciais efeitos de bioestimulação dos lasers de dispersão e penetração nas células que rodeiam o tecido alvo durante a irradiação podem ser úteis para a redução da inflamação e cicatrização dos tecidos periodontais. Considerando as várias vantagens da irradiação laser, a sua utilização em combinação com o tratamento mecânico convencional ou isoladamente tem o potencial de melhorar a condição das bolsas periodontais mais do que a terapia mecânica isoladamente. Além disso, tendo em conta a evidência de invasão bacteriana no tecido mole das bolsas periodontais, não só o desbridamento da superfície radicular, mas também a remoção do epitélio de revestimento e do tecido de granulação da parede gengival dentro das bolsas periodontais, podem ser factores importantes no tratamento de bolsas moderadas a profundas, a fim de promover a fixação do tecido conjuntivo gengival à superfície radicular.

Isto pode ser particularmente aplicável a bolsas residuais, após a terapia inicial e durante o período de manutenção, que não são resolvidas apenas pela terapia mecânica. Os lasers podem ser utilizados para realizar a curetagem da parede do tecido mole e proporcionar condições favoráveis de forma mais eficaz do que os instrumentos atualmente disponíveis. Um tratamento abrangente, incluindo a preparação das paredes dos tecidos duros e moles dentro das bolsas, deve ser considerado para uma terapia periodontal não cirúrgica mais eficaz no futuro, e é isso que pode ser conseguido com os lasers. Assim, os lasers poderiam desempenhar um papel importante na terapia abrangente de bolsas[144].

Os tratamentos com laser demonstraram ser superiores às abordagens mecânicas convencionais no que respeita à facilidade de ablação, descontaminação e hemostase, bem como a uma menor dor cirúrgica e pós-operatória na gestão dos tecidos moles. A aplicação da terapia fotodinâmica no tratamento da periodontite e da peri-implantite é uma abordagem inovadora. No entanto, até à data, ainda não foi demonstrada a superioridade real da terapia fotodinâmica em termos de melhorias clínicas. São encorajados mais estudos para compreender mais pormenorizadamente os efeitos dos lasers nos tecidos biológicos, incluindo o periodonto, de modo a garantir a sua aplicação segura e eficaz durante o tratamento periodontal.[145]

Embora a utilização de lasers para curetagem subgengival e remoção de cálculos no tratamento de bolsas periodontais tenha vindo a aumentar entre os profissionais, os estudos científicos que indicam resultados clínicos positivos dos lasers são ainda insuficientes. São necessários mais estudos básicos e clínicos, tais como estudos controlados aleatórios, para elucidar os efeitos reais e a eficácia dos lasers em comparação com o tratamento convencional, bem como os efeitos secundários negativos.

BIBLIOGRAFIA

1. ***Maiman TH.*** Radiação ótica estimulada em rubi. *Nature* 1960; 187: 493-94.

2. ***Snitzer E.*** Optical maser action of Nd^{+3} in a barium crown glass. *Phys Rev Lett* 1961; 7: 444-46.

3. ***Goldman L, Hornby P, Meyer R, Goldman B.*** Impacto do laser na cárie dentária. *Nature* 1964; 203: 417.

4. ***Stern RH, Sognnaes RF.*** Inibição da cárie dentária por laser sugerida pelos primeiros testes in vivo. *J Am Dent Assoc* 1972; 85: 1087-90.

5. ***Myers TD, Myers WD.*** Remoção de cáries in vivo utilizando o laser YAG. *J Mich Dent Assoc* 1985; 67: 66-9.

6. ***Myers TD.*** O que os lasers podem fazer pela medicina dentária e por si. *Dent Manage* 1989; 29: 26-8.

7. ***Midda M, Renton-Harper P.*** Lasers em medicina dentária. *Br Dent J* 1991; 170: 343-46.

8. ***Midda M.*** Lasers em periodontia. *Periodontal Clin Investig* 1992; 14: 14-20.

9. ***Midda M.*** A utilização de lasers em periodontologia. *Curr Opin Dent* 1992; 2: 104-08.

10. ***Vivek K Bains, Sanjay Gupta, Rhythm Bains.*** Lasers em Periodontia: Uma visão geral J Oral Health Comm Dent 2010; 4(Spl): 29-34

11. ***Glenn van As.*** Erbium lasers in dentistry. Dent Clin N Am 2004; 48: 1017-59.

12. ***Ryden, Bjelkhagen, Sandstorm.*** Um instrumento laser para medir os movimentos dentários. *J Periodontol* 1979; 50(5): 265-69.

13. ***Barahona JF.*** Efeito da irradiação com laser de CO_2 nos tecidos periodontais de cães. *Bull Tokyo Med Dent Univ* 1984; 31(3): 165-86.

14. ***Kashima I, Kanno M, Higashi T, Takano M.*** Tomografia panorâmica computorizada com luminescência de varrimento estimulada por laser. *Oral Surg Oral Med Oral Pathol* 1985; 60(4): 448-53.

15. ***Pick, Pecaro BC, Slberman CJ.*** A gengivectomia a laser - a utilização do laser de CO_2 para a remoção da hiperplasia da pele dos dentes. *J Periodontol* 1985; 56(8): 492-96.

16. ***Horch, Gerlach KL, Schaefer HE.*** Cirurgia com laser de CO_2 de lesões orais pré-malignas. *Inter J Oral Maxillo Surg* 1986; 15: 19-24.

17. ***Rossman, Gottlieb S, Koudelka BM, McQuade MJ.*** Efeitos da irradiação do laser de CO_2 na gengiva. *J Periodontol* 1987; 58(6): 423-25.

18. ***Abt E, Wigdor H, Lobraico R, Carlson B, Harris D, Pyrcz R.*** Remoção de massas intra-orais benignas utilizando o laser de CO_2. *JADA* 1987; 115: 729-31.

19. ***Barak e Kaplan.*** O laser de CO_2 na excisão da hiperplasia gengival causada pela nifedipina. *J Clin Periodontol* 1988; 15: 633-35.

20. ***Kawakami T, Ibaraki Y, Haraguchi K, Odachi H, Kawamura H, Kubota M, Miyata T, Watanabe T, Iioka A, Nittono M.*** Eficácia do tratamento com laser semicondutor GaAlAs na diminuição da dor após irradiação. *Higashi Nippon Shigaken Tassli* (japão) junho; 1989; 8(1): 57-62.
21. ***Pogrel MA, Yen CK, Hansen LS.*** Uma comparação entre o laser de CO_2, a criocirurgia com azoto líquido e as feridas com bisturi na cicatrização. *J Oral Surg Oral Med Oral Path* 1990; 69: 269-73.
22. ***Kaminer R, Liebow C, Margarone JE 3rd, Zambon JJ.*** Bacteremia após cirurgia convencional e a laser em hamsters. *J Oral Maxillofac Surg* 1990; 48: 45-8.
23. ***N K Chellapah e H S Loh.*** Terapia a laser para um hemofílico - Relato de caso. *Aust Dent J* 1990; 35(2): 121-24.
24. ***Michael Colvard e Paul Kuo***. Gerir as úlceras aftosas: aplicação do tratamento com laser. *J Am Dent Assoc* 1991; 122: 51-3.
25. ***Spencer, Trylovich DJ, Cobb CM.*** Caracterização química de superfícies radiculares com lase utilizando espetroscopia fotoacústica de infravermelhos com transformada de Fourier. *J Periodontol* 1992; 63: 633-36.
26. ***Sarkar e Wilson.*** Fotossensibilização letal de bactérias na placa subgengival de pacientes com periodontite crónica. *J Periodontol Res* 1992; 28(3): 204-10.
27. ***Rossman JA, McQuade MJ, Turunen DE.*** Retardamento da migração epitelial em macacos utilizando um laser de CO_2 - um estudo em animais. *J Periodontol* 1992; 63(11): 902-07.
28. ***Trylovich DJ, Cobb CM, Pippin DJ, Spencer P, Killoy WJ.*** Os efeitos do laser ND:YAG na fixação in vitro de fibroblastos em superfícies radiculares tratadas com endotoxina. *J Periodontol* 1992; 63(7): 626-32.
29. ***Renton-Harper. P. e Midda. M.*** Tratamento da hiper-sensibilidade da dentina com laser Nd:YAG. *Br. Dent. J* 1992; 172: 13-6.
30. ***Roed Peterson B.*** A utilização potencial da gengivectomia com laser de CO_2 para a hiperplasia gengival induzida pela fenitoína em doentes com atraso mental. *J Clin Periodontol* 1993; 20: 729-31.
31. ***Aoki A, Ando Y, Watanabe H, Ishikawa I.*** Estudos in vitro sobre a destartarização a laser do cálculo subgengival com um laser Er:YAG. *J Periodontol* 1994; 65(12): 1097-1106.
32. ***Tenfik HM, Garnick JJ, Schuster GS, Sharawy MM.*** Alterações estruturais e funcionais da superfície do cemento após exposição a um laser ND:YAG modificado. *J Periodontol* 1994; 65: 297-302.
33. ***Radver M, Creanor SL, Gilmour WH, Payne AP, McGadey J, Foye RH, Whitters CJ, Kinane DF.*** Uma avaliação dos efeitos de um laser ND:YAG em cálculo subgengival, dentina e cemento. *J Clin Periodontol* 1995; 22: 71-7.

34. ***Yasuhiro Yamamoto, Toru Kono, Hiromi Kotani, Shinichi Kasai, Michio Mito.*** Effect of Low-Power Laser Irradiation on Procollagen Synthesis in Human Fibroblasts *Journal of Clinical Laser Medicine & Surgery* 1996; 14(3): 129-32.

35. ***Ozawa Y, Shimizu N, Abiko Y.*** A irradiação com laser de díodo de baixa energia reduziu a atividade do ativador do plasminogénio nas células do ligamento periodontal humano. *Lasers Surg Med* 1997; 21(5): 456-63.

36. ***Haas R, Dortbudak O, Mensdorff-Pouilly N, Mailath G.*** Eliminação de bactérias em diferentes superfícies de implantes através de fotossensibilização e laser suave. Um estudo in vitro. *Clin Oral Implants Res* 1997; 8(4): 24954.

37. ***Spencer P, Cobb CM, Wieliczka DM, Glaros AG, Morris PJ.*** Alteração da temperatura do osso subjacente durante a ablação a laser de tecidos moles. *J Periodontol* 1998; 69(11): 1278-82.

38. ***Goharkhay K, Moritz A, Wilder-Smith P, Schoop U, Kluger W, Jakolitsch S, Sperr W.*** Efeitos nos tecidos moles orais produzidos por um laser de díodo in vitro. *Lasers em Cirurgia e Medicina* 1998; 25 (5): 401 - 06.

39. ***Jeng JH, Chen KW, Lin CP, Chou HG, Lan WH.*** Alterações ultra-estruturais da superfície da raiz do dente por irradiação com laser Nd:YAG seguida de ácido cítrico e tetraciclina. *J Formos Med Assoc* 1999; 98(4): 24247.

40. ***Sakurai Y, Yamaguchi M, Abiko Y.*** Inhibitory effect of low-level laser irradiation on LPS-stimulated prostaglandin E2 production and cyclooxygenase-2 in human gingival fibroblasts. *Eur J Oral Sci* 2000; 108(1): 29-34.

41. ***Chen YJ, Jeng JH, Lee BS, Chang HF, Chen KC, Lan WH.*** Effects of Nd:YAG laser irradiation on culture human gingival fibroblasts (Efeitos da irradiação laser Nd:YAG em culturas de fibroblastos gengivais humanos). *Lasers Surg Med* 2000; 27(5): 471-78.

42. ***Deppe H, Horch HH, Henke J, Donath K.*** Tratamento per-implantar de implantes doentes com o laser de dióxido de carbono. *Int J Oral Maxillofac Implants* 2001; 16(5): 659-67.

43. ***Mozgovaia LA, Fokina NB.*** Terapia combinada de gengivite catarral crónica utilizando luz laser de baixa intensidade. *Stomatologiia (Mosk)* 2001; 80(1): 61-3.

44. ***Rosin M, Splieth C, Hessler M, Gartner C, Kordaß B, Kocher T.*** Quantificação do edema gengival utilizando um novo método de varrimento a laser 3-D. *J Clin Periodontol* 2002; 29(3): 240-46.

45. ***Katika M Sasaki, Akira Aoki, Shizuko Ichinose, Toshiyaki Yoshino, Sachiko Yamada, Isao Ishikawa.*** Análise por microscopia eletrónica de varrimento e espetroscopia de infravermelhos com transformada de Fourier da remoção óssea com lasers Er:YAG e CO2. *JPeriodontol* 2002; 73(6): 643-52.

46. ***Ishikawa I, Sasaki KM, Aoki A.*** Efeitos do laser Er:YAG na terapia periodontal. *J Int Acad Periodontol* 2003; 5(1): 23-8.
47. ***Kurihara E, Koseki T, Gohara K, Nishihara T, Ansai T, Takehara T.*** Deteção de cálculo subgengival e cárie dentária por fluorescência laser. *J Periodontal Res* 2004; 39(1): 59-65.
48. ***Nikolopoulos S Naoumidou I, Nikolopoulou M, Helidonis E, Castanas E.*** Excimer laser ArF-193 e Emdogain no tratamento da periodontite experimental: um estudo experimental em coelhos. *Photomed Laser Surg* 2004; 22(4): 357-62.
49. ***Pant V, Dixit J, Agrawal AK, Seth PK, Pant AB.*** Comportamento das células do ligamento periodontal humano em superfícies radiculares dentinárias irradiadas com laser de CO2: um estudo in vitro. *J Periodontal Res* 2004; 39(6): 373-79.
50. ***Qadri T Miranda L, Tunér J, Gustafsson A.*** Os efeitos a curto prazo dos lasers de baixa intensidade como terapia adjuvante no tratamento da inflamação periodontal. *J Clin Periodontol* 2005; 32(7): 714-19.
51. ***N. Gautham Kumar e D.S. Mehta.*** Avaliação a curto prazo do laser Nd:YAG com e sem verniz de fluoreto de sódio no tratamento da hipersensibilidade dentinária - um estudo clínico e de microscopia eletrónica de varrimento. *J Periodontol 2005; 76: 1140-47.*
52. ***Cristiano Tomasi, Kerstin Schander, Gunnar Dahlen, Jan L Wennstrom.*** Efeitos clínicos e microbiológicos a curto prazo do desbridamento de bolsas com um laser Er:YAG durante a manutenção periodontal. *J Periodontol* 2006; 77(1): 111-18.
53. ***Roberto Crespi, Paolo Cappare, Isabel Toscanelli, Enrico Gherlone, George E. Romanos.*** Efeitos do Laser Er:YAG e do Tratamento Ultrassónico na Fixação de Fibroblastos às Superfícies Radiculares: Um Estudo In Vitro. J Periodontol 2006; 77: 1217-22.
54. ***Prates RA, Yamada AM Jr, Suzuki LC, Eiko Hashimoto MC, Cai S, Gouw-Soares S, Gomes L, Ribeiro MS.*** Efeito bactericida do laser verde e vermelho de malaquita em Actinobacillus actinomycetemcomitans. *J Photochem Photobiol B* 2007 3; 86(1): 706.
55. ***Birang R, Poursamimi J, Gutknecht N, Lampert F, Mir M.*** Avaliação comparativa dos efeitos do laser Nd:YAG e Er:YAG no tratamento da hipersensibilidade dentinária. *Lasers Med Sci.* 2007; 22(1): 21-4.
56. ***Rosa DS, Aranha AC, Eduardo Cde P, Aoki A.*** Tratamento estético da hiperpigmentação da melanina gengival com laser Er:YAG: observações clínicas a curto prazo e seguimento dos pacientes. *J Periodontol* 2007; 78(10): 2018-25.
57. ***Olivi G, Costacurta M, Maturo P, Docimo R.*** Remoção de epúlides fibrosas

com laser Er,Cr:YSGG: relato de caso. *Eur JPaediatr Dent* 2007; 8(3): 149-52.
58. ***Ting CC, Fukuda M, Watanabe T, Aoki T, Sanaoka A, Noguchi T.*** Efeitos da irradiação com laser Er,Cr:YSGG na superfície radicular: análise morfológica e eficiência da remoção de cálculo. *J Periodontol* 2007; 78(11): 2156-64.
59. ***Saygun I, Karacay S, Serdar M, Ural AU, Sencimen M, Kurtis B.*** Efeitos da irradiação laser na libertação do fator de crescimento básico dos fibroblastos (bFGF), do fator de crescimento semelhante à insulina-1 (IGF-1) e do recetor de IGF-1 (IGFBP3) dos fibroblastos gengivais. *Lasers Med Sci* 2008; 23(2): 211-15.
60. ***Romanos GE, Nentwig GH.*** Terapia regenerativa de defeitos infra-ósseos periimplantares profundos após a descontaminação da superfície do implante com laser de CO2. *Int J Periodontics Restorative Dent* 2008; 28(3): 24555.
61. ***Mummolo S, Marchetti E, Di Martino S, Scorzetti L, Marzo G.*** Periodontite agressiva: tratamento com laser Nd:YAG versus terapia cirúrgica convencional. *Eur J Paediatr Dent* 2008; 9(2): 88-92.
62. ***Kara C, Demir T, Orbak R, Tezel A.*** Efeito da irradiação com laser Nd:YAG no tratamento do mau odor oral associado à periodontite crónica. *Int Dent J* 2008; 58(3): 151-58.
63. ***Ribeiro IW, Sbrana MC, Esper LA, Almeida AL.*** Avaliação do efeito do laser GaAlAs na raspagem subgengival e no alisamento radicular. *Photomed Laser Surg* 2008; 26(4): 387-91.
64. ***Azzeh MM.*** Tratamento cirúrgico de peri-implantite assistido por laser Er,Cr:YSGG com reentrada de 1 ano e seguimento de 18 meses. *J Periodontol* 2008; 79(10): 2000-05.
65. ***Ugo Caruso, Livia Nastri, Raffaele Piccolomini, Simonetta d'Ercole, Clelia Mazza, Luigi Guida.*** Utilização do laser de díodo 980 nm como terapia adjuvante no tratamento da periodontite crónica. Um ensaio clínico controlado e aleatório. *New Microbiol* 2008; 31(4): 513-18.
66. ***Nayer S AboElsaad, Mena Soory, Laila M A Gadalla, Laila I Ragab, Stephen Dunne, Khaled R Zalata, Chris Louca.*** Efeito do laser suave e do vidro bioativo na regeneração óssea no tratamento de defeitos infra-ósseos - um estudo clínico. *Lasers Med Sci* 2009; 24(3): 38795.
67. ***Lai SM, Zee KY, Lai MK, Corbet EF.*** Investigação clínica e radiográfica dos efeitos adjuvantes de um laser de He-Ne de baixa potência no tratamento da doença periodontal moderada a avançada: um estudo piloto. *Photomed Laser Surg* 2009; 27(2): 287-93.
68. ***Flavio M Soares, Edward Tarver, Enrique Bimstein, Ludana M.Shaddox, Indraneel Bhattacharyya.*** Crescimento gengival excessivo em uma criança com

artrogripose tratada com laser Er,Cr:YSGG: relato de caso. *Pediatr Dent* 2009; 31(1): 8-13.
69. ***Sema S. Hakki, Petel korkusuz, Niyazi Dundar, Mehmet Saglam, Buket Bozkurt, Nuhan Purali.*** Comparação do laser Er,Cr:YSGG e da instrumentação manual na fixação de fibroblastos do ligamento periodontal em superfícies radiculares periodontalmente doentes: Um Estudo In Vitro. J Periodontol 2010; 81: 1216-25.
70. ***Talat Qadri, Pavlina Poddani, Fawad Javed, Jan Tuner, Anders Gustafsson.*** A Short-Term Evaluation of Nd:YAG Laser as an Adjunct to Scaling and Root Planing in the Treatment of Periodontal Inflammation (Avaliação a curto prazo do laser Nd:YAG como adjuvante da destartarização e alisamento radicular no tratamento da inflamação periodontal). J Periodontol 2010; 81: 1161-66.
71. ***Gokce Aykol, Ulku Baser, Ilay Maden, Zafer Kazak, Utku Onan, Sevda Tanrikulu-Kucuk, Evin Ademoglu, Halim Issever, Funda Yalcin.*** O Efeito da Terapia Laser de Baixo Nível como Adjuvante do Tratamento Periodontal Não Cirúrgico. J Periodontol 2011; 82: 481-88.
72. Dicionário de biografia científica. New York: Charles Scribner's Son; 1971.
73. ***Donald J.*** Fundamentals of dental lasers (Fundamentos dos lasers dentários): Ciência e instrumentos. Dent Clin N Am 2004; 48: 751-70.
74. ***Bohr N.*** A teoria dos espectros e da constituição atómica. 2[a] edição. Cambridge: *Cambridge University Press* ; 1922.
75. ***Einstein A. Zur Quantum Theorie Der Stralung.*** *Verk Deutsch Phys Ges* 1916; 18: 318.
76. ***Donald J. Coluzzi.*** Fundamentos dos lasers dentários: ciência e instrumentos. Dent Clin N Am 2004; 48: 751-70.
77. ***Stuart Coleton.*** Lasers em periodontia cirúrgica e medicina oral. Dent Clin N Am 2004; 48: 937-62.
78. ***White JM, Goodis HE, Kudler JJ, Tran KT.*** Efeitos do laser térmico nos tecidos moles intra-orais, dentes e osso in vitro. Terceiro *Congresso Internacional de Lasers em Medicina Dentária* Salt Lake City: Universidade de Utah; 1992.
79. ***Powell GL, Ellis R, Blankenau RJ, Schouten JR.*** Avaliação de compósitos curados com laser de árgon e luz convencional. *J Clin Laser Med Surg* 1995; 13: 315-17.
80. ***Finkbeiner RL.*** Os resultados de 1328 bolsas periodontais tratadas com o laser de árgon. *J Clin Laser Med Surg* 1995; 13: 273-81.
81. ***Kutsch VK.*** Iluminação de cáries dentárias com o laser de árgon. *J Clin Laser Med Surg* 1993; 11: 558-59.

82. ***Eversole LR, Rizoiu IM.*** Investigações preliminares sobre a utilidade de um laser Er,Cr:YSGG. *J Calif Dent Assoc* 1995; 23: 41-7.

83. ***Hossain M, Nakamura Y, Yamada Y, Kimura Y, Matsumoto N, Matsumoto K.*** Efeitos da irradiação laser Er,Cr:YSGG no esmalte e na dentina humanos. *J Clin Laser Med Surg* 1999; 17: 105-09.

84. ***Hibst R.*** O efeito da irradiação com laser Er:YAG pulsado em dentes tecido. *Laser Med Surg* 1988; 4: 163-65.

85. ***Frentzen M, Hoort HJ.*** O efeito da radiação Er:YAG no esmalte e na dentina [resumo]. *J Dent Res* 1992; 71: 571.

86. ***Rechmann P, Goldin D, Henning T.*** Lasers Er:YAG em medicina dentária: uma visão geral. *SPIE* 1998; 3248: 1-13.

87. ***Fife CG, Zwahlen PG, Ludlau HE.*** Tempo de preparação e efeitos da temperatura pulpar no tratamento com laser Er:YAG [resumo]. *J Dent Res* 1998; 77(Edição especial A): 284.

88. ***Aoki A, Ishikawa I, Yamada T, Otsuki M, Watanabe H, Tagami J.*** Uma comparação entre a peça de mão convencional e o laser Er:YAG para cáries radiculares in vitro. *J Rest Dent* 1998; 77(6): 1404-14.

89. ***Tokonabe H, Kouji R, Watanabe H.*** Alterações morfológicas dos dentes humanos com irradiação de Er:YAG. *J Clin Laser Med Surg* 1999; 17(1): 7-12.

90. ***DenBesten PK, White JM, Pelino J.*** A segurança e eficácia de um laser Er:YAG para remoção de cáries e preparação de cavidades em crianças. *Med Laser Appl* 2001; 16: 215-22.

91. ***Keller U, Hibst R.*** Efeitos do laser Er:YAG no tratamento de cáries: um estudo clínico piloto. *Lasers Surg Med* 1997; 20: 32-8.

92. ***Martinez-Insua A.*** Differences in bonding to acid etched or Er:YAG laser treated enamel and dentin surfaces (Diferenças na adesão a superfícies de esmalte e dentina tratadas com ácido ou laser Er:YAG). *J Prosthet Dent* 2000; 84: 280-88.

93. ***Stabholz A.*** A utilização de lasers em medicina dentária: princípios de funcionamento e aplicações clínicas. *Compêndio* 2003; 24: 811-24.

94. ***Watanabe H, Yoshino T, Aoki A, Ishikawa I.*** Cicatrização de feridas após irradiação de tecidos ósseos por laser Er:YAG. Lasers em medicina dentária III. San
Jose (CA): *SPIE*; 1997; 39-42.

95. ***Lewandrowski K-U, Lorente C, Schomacker KT, Flotte TJ, Wilkes JW, Deutsch TF.*** Utilização do laser Er:YAG para melhorar o revestimento em cirurgia maxilofacial: comparação da cicatrização óssea em osteotomias com laser e broca. *Lasers Surg Med* 1996; 19: 40-5.

96. ***Lee SC.*** Laser Nd:YAG e Er:YAG: efeito nos tecidos moles intra-orais. *J*

Dent Res 1998; 77: 1317-21.
97. ***Puricelli E.*** Cirurgia dos tecidos moles orais com laser Er:YAG nos modos de contacto e não contacto. Apresentado no 7º Congresso Internacional de Lasers em Medicina Dentária. Bruxelas, Bélgica: *Sociedade Internacional de Lasers em Medicina Dentária*, agosto de 2000.
98. ***Arnabat J.*** Aplicação do laser Er:YAG na segunda fase da cirurgia de implantes. Apresentado no 7º Congresso Internacional de Lasers em Medicina Dentária. Bruxelas, Bélgica: *Sociedade Internacional de Lasers em Medicina Dentária*, 2000.
99. ***Moritz A, Gutknecht N, Doertbudak O.*** Redução bacteriana em bolsas periodontais através da irradiação com um laser de díodo. *J Clin Laser Med Surg* 1997; 15: 33-7.
100. ***Coluzzi DJ.*** Lasers e curetagem de tecidos moles: uma atualização. *Compêndio* 2002; 23: 1104-11.
101. ***Grace Sun, Jan Tuner.*** Terapia laser de baixa intensidade em medicina dentária. Dent Clin N Am 2004; 48: 1061-76.
102. ***Abergel RP, Meeker CA, Lam TS, Dwyer RM, Lesavoy MA, Uitto J.*** Controlo do metabolismo do tecido conjuntivo por lasers: Desenvolvimentos recentes e perspectivas futuras. *J Am Acad Dermatol* 1984; 11: 1142.
103. ***Gerchman JA, Ruben J, Gebant N, Eaglemont J.*** Laser de baixa intensidade na hipersensibilidade da dentina. *Australian Dent J* 1994; 39: 6.
104. ***Bensadoun RJ, Franquin JC, Ciais G, Darcourt V, Schubert MM, Viot M, Dejou J, Tardieu C, Benezery K, Nguyen TD, Laudoyer Y, Dassonville O, Poissonnet G, Vallicioni J, Thyss A, Hamdi M,***
Chauvel P, Demard F. Low energy He/Ne laser in the prevention of radiation-induced mucositis: Um estudo multicêntrico aleatório de fase III em doentes com cancro da cabeça e do pescoço. *Support Care Cancer* 1999; 7 (4): 244-52.
105. ***Cowen D, Tardieu C, Schubert M, Peterson D, Resbeut M, Faucher C, Franquin JC*** Laser de hélio-néon de baixa energia na prevenção da mucosite oral em doentes submetidos a transplante de medula óssea: resultados de um ensaio aleatório duplo cego. *Int J Radiat Oncol Biol Phys* 1997; 38 (4): 697-703.
106. ***Velez-Gonzalez M.*** Tratamento da recidiva do herpes simples nas zonas labial e facial e do herpes simples primário nas zonas genitais e "área pudenda" com HeNe-laser de baixa potência ou Aciclovir administrado por via oral. *SPIE Proc.* 1995; 2630: 43-50.
107. ***Schindl A, Neuman R.*** A terapia laser de baixa intensidade é um tratamento eficaz para a infeção recorrente por herpes simplex. Resultados de um estudo aleatório, em dupla ocultação e controlado por placebo. *J Invest Dermatol.*

1999; 113 (2): 221-23.

108. ***Kaiser C.*** Estudo aleatório duplamente cego sobre o efeito do HeNe no tratamento da sinusite maxilar aguda: em pacientes com exacerbação de uma sinusite maxilar crónica. *Boletín CDL.* 1986; 9; 15. Também em *Av Odontoestomatol* 1987; 3 (2): 73-6.

109. ***Sattayut S.*** Dissertação de doutoramento, St. Bartholomew's and the Royal London School of Medicine and Dentistry. 1999.

110. ***Eckerdal A, Lehmann Bastian H.*** Pode a terapia laser de baixo nível reativo ser utilizada no tratamento da dor facial neurogénica? Uma investigação em dupla ocultação, controlada por placebo, em doentes com nevralgia do trigémeo. *Laser Therapy.* 1996; 8: 247-52.

111. ***Robert A. Convissar.*** A fundamentação biológica para a utilização de lasers em medicina dentária. Dent Clin N Am 2004; 48: 771-94.

112. ***Wigdor H, Walsh J, Featherstone JDB, Visuri S.*** Lasers em medicina dentária. *Lasers Surg Med* 1995; 16: 103-33.

113. ***Frank Schwartz, Akira Aoki, Anton Sculean, Thomas George, Werner Scherbaum, Jurgen Becker.*** Efeitos in vivo de um laser Er:YAG, de um sistema ultrassónico e da destartarização e alisamento radicular na biocompatibilidade de superfícies radiculares periodontalmente doentes em culturas de fibroblastos pdl humanos. *Lasers Surg Med* 2003; 33: 140-47.

114. ***Rossmann J.*** Lasers em periodontia. *J Periodontol* 2002; 73: 123139.

115. ***Goldman H.*** Uma fundamentação para o tratamento da bolsa intra-óssea, um método de tratamento - curetagem subgengival. *J Periodontol* 1949; 20: 89.

116. ***Israel M, Rossmann J, e Froum S.*** Utilização do laser de dióxido de carbono no retardamento da migração epitelial: um estudo histológico piloto em humanos utilizando relatos de casos. *J Periodontol* 1995; 66: 197-204.

117. ***Emile Martin.*** Lasers em implantologia dentária. Dent Clin N Am 2004; 48: 999-1015.

118. ***Bader H.*** Utilização de lasers em periodontia. *Dent Clin North Am* 2000; 44: 779-92.

119. ***Lippert BM, Teymoortash A, Folz BJ, Werner JA.*** Cicatrização de feridas após tratamento a laser do cancro oral e orofaríngeo. *Lasers Med Sci* 2003; 18: 36-42.

120. ***Romanos G, Chong HS, Ng K, Toh CG.*** Um estudo preliminar da cicatrização de incisões a laser de dióxido de carbono superpulsado no palato duro de macacos. *Lasers Surg Med* 1999; 24: 368-74.

121. ***Arashiro DS, Rapley JW, Cobb CM, Killoy WJ.*** Avaliação histológica de incisões na pele de suínos produzidas por laser de CO2, eletrocirurgia e bisturi. *Int*

J Periodontics Restorative Dent 1996; 16: 479-91.
122. ***Arcoria CJ, Steele RE, Vitasek BA, Wagner MJ.*** Efeitos da irradiação coaxial C(.)2/Nd:YAG na cicatrização de feridas periodontais. *Lasers Surg Med* 1992; 12: 401-09.
123. ***Williams TM, Cobb CM, Rapley JW, Killoy WJ.*** Avaliação histológica do osso alveolar após a remoção de tecido conjuntivo com laser de CO2
tecido de defeitos periodontais. *Int J Periodontics Restorative Dent* 1995; 15: 497-506.
124. ***Romanos GE, Pelekanos S, Strub JR.*** Um estudo histológico comparativo da cicatrização de feridas após o laser Nd:YAG com diferentes energias
e incisão cirúrgica convencional em pele de rato. *J Clin Laser Med Surg* 1995; 13: 11-6.
125. ***Fernando S, Hill CM, Walker R.*** Um estudo comparativo, aleatório e duplamente cego da terapia laser de baixa intensidade após extração cirúrgica de dentes terceiros molares inferiores. *Br J Oral Maxillofac Surg* 1993;
31: 170-72.
126. ***Neiburger EJ.*** O efeito dos lasers de baixa potência na cicatrização de feridas intra-orais. *N Y State Dent J* 1995; 61: 40-3.
127. ***Damante CA, Greghi SWL, Sant'Ana AC, Passanezi E, Taga R.***
Estudo histomorfométrico da cicatrização da mucosa oral humana após gengivoplastia e terapia laser de baixa intensidade. *Lasers SurgMed* 2004;
35:
377-84.
128. ***Masse J-F, Landry RG, Rochette C, Dufour L, Morency R, D'Aoust P.*** Eficácia do tratamento com laser suave na cirurgia periodontal. *Int Dent J* 1993; 43: 121-27.
129. ***Crespi R, Covani U, Margarone JE, Andreana S.*** Regeneração dos tecidos periodontais em cães Beagle após terapia laser. *Lasers Surg Med* 1997; 21: 395-402.
130. ***Hendrick DA, Meyers A.*** Cicatrização de feridas após cirurgia a laser. *Otolaryngol Clin North Am* 1995; 28: 969-86.
131. ***Zaffe D, Vitale MC, Martignone A, Scarpelli F, Botticelli AR.***
Estudo morfológico, histoquímico e imunocitoquímico do efeito do laser de CO2 e Er:YAG nos tecidos moles orais. *Photomed Laser Surg* 2004; 22: 185-89.
132. ***Eriksson RA, Albrektsson T.*** Níveis de limiar de temperatura para lesão do tecido ósseo induzida pelo calor: Um estudo microscópico vital no coelho. *J Prosthet Dent* 1983; 50: 101-07.
133. ***McDavid VG, Cobb CM, Rapley JW, Glaros AG, Spencer P.*** Laser

irradiation of bone: III. Cicatrização a longo prazo após tratamento com
CO2
e Nd:YAG. *J Periodontol* 2001; 72: 174-82.
134. ***Pamela J. Piccione***. Segurança do laser dentário. Dent Clin N Am 2004; 48: 795-807.
135. Norma Nacional Americana para a Utilização Segura de Lasers. ***ANSI*** Z136. 1
2000. Orlando (FL): *Laser Institute of America*; 2000.
136. Laser Institute of America. Guia de referência de segurança do laser médico.
Orlando (FL): *Laser Institute of America*; 1993.
137. ***Sociedade Americana de Medicina e Cirurgia por Laser***. Standards of training for physicians for the use of lasers in medicine and surgery (Normas de formação de médicos para a utilização de lasers em medicina e cirurgia). Wausau (WI): *American Society for Laser Medicine and Surgery (Sociedade Americana de Medicina e Cirurgia Laser)*;
1991.
ISBN 0-8493-0353-2.
138. Norma Nacional Americana para a Utilização Segura de Lasers em Estabelecimentos de Cuidados de Saúde. ***ANSI*** Z136.3-1996. Orlando (FL): *Laser Institute of America;* 1996.
139. ***Sliney DH***. Segurança do laser. *Lasers Surg Med* 1995; 16(3): 215-25.
140. ***Sliney DH,*** editor. Guia para a seleção de proteção ocular a laser. 3rd edição. Orlando (FL): *Laser Institute of America*; 1995. 806.
141. ***Fife CG, Zwahleh PG, Ludlow HE.*** Tempo de preparação e efeitos da temperatura pulpar do tratamento com laser Er:YAG. *J Dent Res* 1998; 77(edição especial A); 284. Resumo 1428.
142. ***Lin PP, Beck FM, Matuse M, Horton JE.*** O efeito de um laser Nd:YAG pulsado nas bolsas periodontais após aplicação subgengival. *J Dent Res* 1992; 71: 299. Resumo 1548.
143. ***Shibli JA, Martins MC, Theodoro LH, Lotufo RF, Garcia VG, Marcantonio EJ.*** Fotossensibilização letal no tratamento microbiológico da peri-implantite induzida por ligadura: estudo preliminar em cães. *Oral Sci* 2003; 45(1): 17-23.
144. ***Akira Aoki, Katia Miyuki Sasaki, Hisashi Watanabe & Isao Ishikawa.*** Lasers na terapia periodontal não cirúrgica. Periodontologia 2000, 2004; 36: 59-97.
145. ***Isao Ishikawa, Akira Aoki, Aristeo A. Takasaki, Koji Mizutani, Katia M. Sasaki & Yuichi Izumi.*** Aplicação de lasers em periodontia: verdadeira inovação ou mito? Periodontologia 2000, 2009; 50: 90-126.

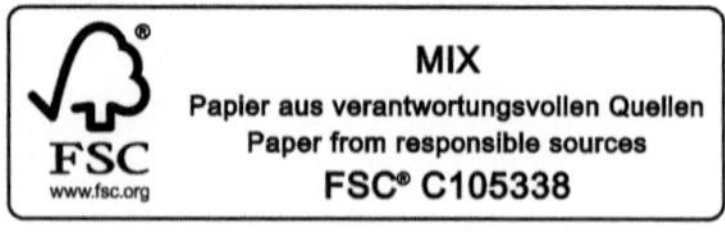

Printed by Books on Demand GmbH, Norderstedt / Germany